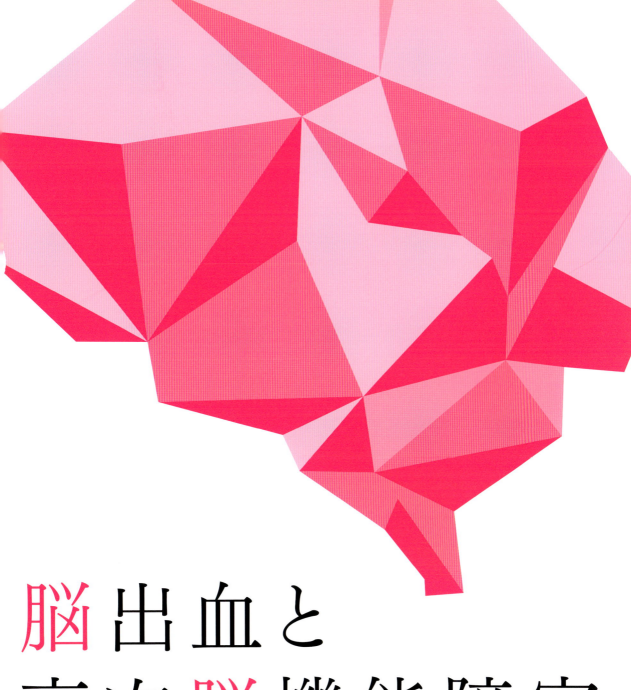

脳出血と
高次脳機能障害

Brain Hemorrhage and Higher Brain Dysfunction

田川 晧一
医療法人順和 長尾病院 高次脳機能センター

株式会社 新興医学出版社

Brain Hemorrhage and
Higher Brain Dysfunction

Koichi TAGAWA

© First edition, 2019 published by
SHINKOH IGAKU SHUPPAN CO. LTD., TOKYO.
Printed & bound in Japan

はじめに

　高次脳機能障害を論じるときは，その障害を引き起こした基礎疾患を理解しておくことが重要と思います．その観点から，2015 年に「画像からみた脳梗塞と神経心理学」[1] を刊行しました．常に脳梗塞を意識しながら高次脳機能障害を論じた書物でした．しかし，脳血管障害には虚血性の脳血管障害もあれば，出血性の脳血管障害もあります．主要な出血性疾患は脳出血とくも膜下出血ですが，くも膜下出血は脳神経外科的疾患で脳神経内科の出る幕はありません．一方，脳出血は治療法の選択に外科的手術も考慮する必要がある疾患ではありますが，保存的に治療する場合も多く，脳神経内科でも多くの臨床例を経験します．後遺症として多彩な高次脳機能障害を呈してきますので，リハビリテーションの現場で多くの脳出血患者に接することにもなります．

　脳梗塞特有の病態生理を論じるときは，それとはまったく異質である脳出血の病態生理を理解しておくことが重要であるという考えから，前書では，主な対象疾患は脳梗塞であっても，その対照疾患として随所に脳出血の症例を紹介してきました．今回は，常に脳出血を意識した高次脳機能障害学について，論を進めてみたいと思います．

　脳梗塞の場合は閉塞血管症候群として，動脈ごとに症候を考えていくという方法をとることができます．しかし，脳出血の病巣部位は，出血源となった動脈を中心に存在するとはいえ，血腫の大きさはまちまちですし，出血の進展方向も同じとは限りません．なにも血管支配にしたがった分布をとるわけではありません．「脳出血と高次脳機能障害」を論じるのには，症例を呈示しながら，臨床の場で考えたことを展開していったほうがよいのではないかと考えました．いわば症例から学ぶ脳出血の高次脳機能障害学と位置づけております．しかし，紙幅の都合もあり，すべての高次脳機能障害を等しく網羅しているわけではありません．印象に残った臨床例を中心に記載することにしました．取り扱っていない領域は，紹介するような症例が存在しなかったのか，私の苦手とするところであったのか，あるいは，あまり重要とは思っていないところであったということになります．臨床の想い出話や，よもやま話が出てきますが，独断と偏見に満ちたものも多々あることをご承知ください．文献の引用についても，新しいものを追い求めたのではありません．優れた論文を網羅するような形式もとっておりませんし，高次脳機能障害の領域で常識として普通に語られている症候や責任病巣について原典を紹介するような形もとっておりません．

　本書は，内科系総合雑誌 Modern Physician（モダンフィジシャン，新興医学出版社刊）の 37 巻 4 号から，38 巻 3 号まで 12 回にわたり掲載した「脳出血と高次脳機能障害」を単行本化したものです．単行本化に向け少し体裁を整えさせていただきました．また，一部の内容に加筆や修正を加えました．加筆や修正を加えたということは，先ほど述べました独断や偏見に気づいたことの裏返しでしょうか．本書にも批判的な眼を向けていただけたらと思っております．

　用語は，日本神経学会用語集（改訂第 3 版）[2] に準拠しておりますが，高次脳機能障害学や脳卒中学の臨床の場での使用状況などを考慮しております．必ずしも用語集の通りに書き改めたものではありません．用語の使い方というのものには，自分が育ってきた環境が大きく影響してきますので，ひょっとしたら違和感を持たれることもあるかと思いますが，ご容赦ください．

本書では多くの施設の貴重な症例を使用させていただいております．長尾病院や脳神経センター大田記念病院，国立療養所福岡東病院（現　福岡東医療センター），秋田県立脳血管センター，原土井病院，蜂須賀病院，早良病院などで経験した多くの症例を紹介させていただきました．長崎北病院の貴重な症例もお借りしています．また，多くの施設から症例を紹介していただきましたし，画像診断にも協力をお願いいたしました．ご協力いただきました皆様方に感謝いたします．

　2018年夏

田川皓一

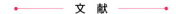

1）田川皓一：画像からみた脳梗塞と神経心理学．医学書院，東京，2015
2）日本神経学会用語委員会 編：神経学会用語集 改訂第3版．文光堂，東京，2008

Content

はじめに ……………………………………………………………………………………… 4

■ Part I ■ 総　論

Chapter 1　脳出血とは
1 脳出血の概念 ……………………………………………………………………… 10
2 脳出血の病因 ……………………………………………………………………… 11
3 脳出血の臨床統計 ………………………………………………………………… 11

Chapter 2　高次脳機能障害とは
1 高次脳機能障害と神経心理学 …………………………………………………… 14
2 高次脳機能障害の背景因子 ……………………………………………………… 15
3 高次脳機能障害の症候学 ………………………………………………………… 18

Chapter 3　脳出血の臨床診断
1 脳出血の臨床像 …………………………………………………………………… 24
2 脳出血の画像診断 ………………………………………………………………… 26
3 脳出血の臨床病型 ………………………………………………………………… 29

Chapter 4　脳出血における高次脳機能障害の発現機序
1 脳梗塞の高次脳機能障害の発現機序を考える ………………………………… 34
2 脳出血の高次脳機能障害の発現機序を考える ………………………………… 38

■ Part II ■ 各　論

Chapter 5　被殻出血と高次脳機能障害
1 被殻出血とは ……………………………………………………………………… 50
2 被殻出血の臨床 …………………………………………………………………… 50

Content

Chapter 6　視床出血と高次脳機能障害

1. 視床出血とは 58
2. 視床出血の臨床 58
3. 視床出血と左半球症状 60
4. 視床出血と右半球症状 64

Chapter 7　尾状核出血と高次脳機能障害

1. 尾状核出血例との出会い 67
2. 尾状核の解剖 69
3. 尾状核出血の頻度 70
4. 尾状核出血の分類と臨床症候 70

Chapter 8　皮質下出血と高次脳機能障害 Ⅰ—頭頂葉症候群—

1. 皮質下出血とは 76
2. 皮質下出血の頻度と部位 76
3. 皮質下出血の臨床 77
4. 頭頂葉の機能とその障害 78
5. 頭頂葉症候群 78

Chapter 9　皮質下出血と高次脳機能障害 Ⅱ—前頭葉症候群—

1. 前頭葉の解剖と機能 99
2. 前頭葉損傷による臨床症候 100

Chapter 10　皮質下出血と高次脳機能障害 Ⅲ—側頭葉皮質下出血と後頭葉皮質下出血—

1. 側頭葉の機能とその障害 111
2. 側頭葉症候群 112
3. 後頭葉の機能とその障害 118
4. 後頭葉症候群 119

Chapter 11　両側性の脳出血と高次脳機能障害

1. 再発性の脳出血と神経症候 125
2. 両側被殻出血と高次の聴覚性認知障害—いわゆる皮質聾と聴覚性失認— ... 127
3. Bálint 症候群 134
4. アミロイドアンギオパチー 136

索引 140
おわりに 143

Part I
総 論

Chapter **1** 脳出血とは

Chapter **2** 高次脳機能障害とは

Chapter **3** 脳出血の臨床診断

Chapter **4** 脳出血における高次脳機能障害の発現機序

Chapter 1

脳出血とは

1 脳出血の概念

まず脳血管障害における脳出血（brain hemorrhage, cerebral hemorrhage）の位置づけを確認しておきたいと思います。現在，世界的に広く使用されている脳血管障害の分類は，1990年にNINDS（National Institute of Neurological Disorders and Stroke）によって作成されました"Classification of cerebrovascular disease Ⅲ"（CVD-Ⅲ）[1]と思われます（**表1**）。その分類によると，脳血管障害の臨床病型は，大きくA．無症候性脳血管障害とB．症候性脳血管障害，C．血管性認知症，D．高血圧性脳症に分類されます。症候性脳血管障害は，1．一過性脳虚血発作と，2．いわゆるstroke（脳血管障害，脳卒中）に分類されます。このstrokeの病型は，1)脳出血と，2)くも膜下出血，3)脳動静脈奇形からの頭蓋内出血，4)脳梗塞からなります。脳出血はこの位置を占めることになります。脳梗塞や脳出血，くも膜下出血などの臨床症候群の総称をstrokeとよぶということでしょう。

その解説のなかで脳出血は以下のように紹介されています[2]。"脳血管障害の約10%が脳出血である。高血圧，とくに未治療の高血圧が，最も重要な基礎疾患である。他の原因としては，破裂性脳動脈瘤や脳動静脈奇形，海綿状血管腫などの血管腫，血液疾患，抗凝血薬療法，アミロイドアンギオパチー，脳腫瘍などがある。通常，急性の経過をとり，しばしば頭痛や意識障害をみることもある。発症前に高血圧がなくとも，初診時には血圧は上昇していることが多い。高血圧性脳出血の一般的な病巣部位は大脳基底核や視床，皮質下（脳葉出血 lobar hemorrhage），小脳，脳橋であ

表1 脳血管障害の分類（CVD-Ⅲ）

A．無症候性脳血管障害
B．症候性脳血管障害
  1．一過性脳虚血発作
  2．脳血管障害（Stroke）
    a．時間経過からみた分類
    b．脳血管障害の病型
      1）脳出血
      2）くも膜下出血
      3）脳動静脈奇形からの頭蓋内出血
      4）脳梗塞
C．血管性認知症
D．高血圧性脳症

り，臨床像は出血の部位とその大きさによって決まる。診断はX線CTで脳実質内の出血を確認することが重要である。X線CTが普及するにつれ，ほとんど頭痛もなく軽症で脳梗塞と鑑別できない小出血の存在が明らかとなった。なお，脳出血では発症24時間以内に症状の改善を示すことは稀である。"脳梗塞と対比させたとき，急性の発症であること，頭痛や意識障害を伴うことが多いこと，発作時血圧の上昇を示すこと，などが指摘されていますが，臨床的には脳梗塞と区別できないX線CTにより初めて診断できる脳出血も存在することが述べられていました。1990年の解説ではありますが，この概念は現在でも十分通用するものと考えます。

脳出血は出血の原因から大きく高血圧性と二次性（続発性）の二つに分類できます（**表2**）。日常臨床の場で脳出血といえば，通常，頻度も圧倒的に高い高血圧性脳出血を意味することになります。二次性の脳出血は脳動脈瘤の破裂や脳動静脈奇形の破綻，海綿状血管腫や静脈性血管腫などの血管腫からの出血などにより引き起こされます。

また，アミロイドアンギオパチーや血管炎，脳腫瘍からの出血や血液疾患を基礎とした出血をみることもありますし，抗凝血薬療法や抗血小板療法に際して脳出血を生じることもあります．

　わが国では頭蓋内出血性疾患は脳出血とくも膜下出血，脳動静脈奇形からの出血の３型に分類することが多いと思います．本書で扱う脳出血は脳室に穿破することがあっても，また，くも膜下腔に拡がることはあっても，脳実質内を中心とした出血をきたす高血圧性の脳出血です．同義的に脳内出血とよばれることもあります．脳実質内に血腫を形成したものは脳内血腫（intracerebral hematoma）ともよばれています．本書では発症時には少なくとも出血源がはっきりしない脳出血を論じることにします．高血圧を認めない高齢者で皮質下出血を繰り返すような場合はアミロイドアンギオパチーの可能性が考えられます．しかし，アミロイドアンギオパチーでは高血圧を伴うことはないというわけでもありません．高血圧はありふれた病態です．多くの方に高血圧が存在しますので，皮質下出血の初発例でアミロイドアンギオパチーを臨床的に診断することは，はなはだ困難であるといわざるをえません．同じく小さな血管腫からの出血を診断することも，はなはだ困難と思っています．

2　脳出血の病因

　高血圧性脳出血は高血圧性の変化である脳の細小動脈の血管壊死に基づく微小動脈瘤の破綻により発症します．高血圧に関連した脳動脈病変は，フィブリノイド変性やリポヒアリノーシス，血漿性動脈壊死など種々の用語で語られています．この微小脳動脈瘤は中大脳動脈より分岐する外側線条体動脈（レンズ核線条体動脈）が灌流する被殻を中心とした大脳基底核部や視床，脳橋などの穿通枝領域に多発しています．そこが脳出血の好発部位となりますから，臨床的には被殻出血や視床出血，橋出血を呈することが多くなります．

　二次性の脳出血では，その原因疾患を明確にする必要があります．通常の高血圧性脳出血とは一

表2　脳出血の分類
1．高血圧性脳出血
2．二次性脳出血

- ・脳動脈瘤の破裂，脳動静脈奇形の破綻，海綿状血管腫や静脈性血管腫などの血管腫からの出血
- ・アミロイドアンギオパチーによる出血
- ・血管炎や脳腫瘍，脳挫傷に伴う出血
- ・血液疾患や出血傾向を基礎とした出血，抗凝血薬療法や抗血小板療法に際しての出血
- ・その他

線を画するものであることを理解しておく必要があります．皮質下出血は脳葉型の出血（脳葉出血）とよばれることもあります．他の部位の出血よりもその発症に高血圧以外の要因の関与が大きいことも指摘されています．先ほど触れましたが，高齢者で高血圧の既往がなく皮質下出血を繰り返すときは，アミロイドアンギオパチーを原因とする脳出血である可能性が高くなります．本症では再発を繰り返すなかで認知症の症状が加わってくることも多いようです．脳動静脈奇形からの出血も皮質下出血を呈してくることがあります．この場合，脳血管造影による血管奇形の診断が必要になってきます．

3　脳出血の臨床統計

　私が脳卒中の診療に従事しようとしたころは，脳卒中の発症も死亡率も高かった時代でした．わが国の脳卒中の頻度をみると，欧米と比較し脳出血の頻度が高く，診断の信憑性を疑うような指摘や発言も多かったように聞いています．しかし，1970年代になると脳卒中の死亡率は減少し，1980年代には，悪性腫瘍や心疾患に次いで第３位へと後退しました．その後，心疾患との変動はあったものの，1990年代後半からは，第３位の座にあったようです．しかし，2011年の厚生労働省の死亡統計では小差ではありますが，肺炎に次いで４位に後退しました．肺炎は脳卒中合併症として重要な誤嚥を原因とすることも多いわけですから，脳卒中の臨床の重みが軽くなったわけではあ

Chapter1. 脳出血とは

りません.

　発症率に関しましては，精度の高い疫学的調査が必要と思います．その意味で，九州大学 第二内科の久山町研究の成績を引用することにしました[3]．久山町研究の成績は3集団に分けて追跡が行われています．対象は40歳以上の方で，追跡期間は各12年，性・年齢で調整されています．第1集団は1961年に検診を受けた1,618名（1961年〜1973年）で，第2集団は1974年に開始した2,038名（1974年〜1986年），第3集団は1988年からの2,637名（1988年〜2000年）でした．全脳卒中の発症率（対1,000人年）は第1集団で8.4，第2集団は5.2，第3集団は4.4でした．第1集団から第2集団にかけては，38%の有意の減少を示していました．しかし，第2集団から第3集団にかけては，有意の減少は示していますが，15%の減少にとどまっています．脳梗塞と脳出血の病型別にも検討されています．脳梗塞では，第1集団の5.9から，第2集団の3.8，第3集団の2.9と一貫して有意の減少を示していました．一方，脳出血では，それぞれ1.7，0.9，0.9であり，第1集団から有意に減少し，ほぼ半減しておりますが，第2集団から第3集団にかけては横ばいでした．

　全脳卒中における脳梗塞と脳出血の発症率をみてみますと，それぞれ第1集団は70.2%と20.2%，第2集団は73.1%と17.3%，第3集団は66.0%と20.5%でした．残りの10%程度はくも膜下出血になります．脳梗塞と脳出血の比率でみても，けっして脳出血が減少しているわけではなさそうです．

　欧米のデータでは，Lausannne Stroke Registryをよく引用するのですが，初回脳血管発作1,000連続例[4]で脳血管障害の頻度をみますと，脳梗塞は891例（89.1%）で，脳出血が109例（10.9%）でした．この調査にはくも膜下出血は含まれておりません．この成績からみますと，脳出血は脳血管障害の10%以下となりますので，わが国では，かつてほど高率でないにしても，やはり脳出血の比率が高いように思われます．

　わが国では，1999年に厚生科学研究費による脳卒中急性期データベース構築研究（Japan

Standard Stroke Registry Study，JSSRS　主任研究者：小林祥泰）[5]が開始されました．臨床現場からの脳卒中のデータが集積されており，その成果が続々と報告されています．

　最新の脳卒中データバンク2015で脳卒中の実態を調べてみました[6]．1999年から2013年までに登録された一過性脳虚血発作を除く脳卒中95,844例のデータでみれば，脳梗塞は72,777例（75.9%）で，脳出血は17,723例（18.5%），くも膜下出血は5,344例（5.6%）でした．

　脳出血とくも膜下出血を合わせた出血性脳卒中の23,067例でみますと，14,602例（63.3%）が高血圧性脳出血で，374例（1.6%）が脳動静脈奇形からの出血，2,747例（11.9%）はその他の脳出血，5,344例（23.2%）がくも膜下出血でした．高血圧があり被殻出血や視床出血，脳幹出血，小脳出血などであれば，高血圧性脳出血として問題はないと思います．しかし，高血圧の既往がなくても境界域高血圧の可能性もありますので，高血圧性脳出血の好発部位に出血がある場合は高血圧性脳出血に分類しているようです．皮質下出血（脳葉出血）の場合でも，血管奇形や特殊な血管病変などが否定でき，かつ，明らかな高血圧があれば高血圧性脳出血に分類されています．なお，「その他の脳出血」とは高血圧を有しない脳出血でアミロイドアンギオパチーに代表されるような特殊な血管病変からの出血と考えられる疾患が含まれることになります．

　なお，脳出血17,723例でみますと，82.4%は高血圧性脳出血となります．2.1%が脳動静脈奇形からの出血で15.5%がその他の脳出血となっています．

　14,602例の高血圧性脳出血を対象として，その出血部位が検討されています[7]．部位別の内訳をみますと，被殻出血は5,092例（34.9%）で，視床出血が4,602例（31.5%），脳幹出血1,330例（9.1%），小脳出血1,198例（8.2%），尾状核出血191例（1.3%），皮質下出血は1,725例（11.8）でした．その他の部位の脳出血が141例（1.0%）でした．

　高血圧性脳出血のみのデータではありません

が，今回のデータバンクでみますと[8]，部位別では50歳未満で被殻出血が，50歳以上で視床出血が有意に多かったようです．また，皮質下出血の全例では，他の部位の脳出血に比較して，高血圧性脳出血の割合が有意に少なくなり，高血圧を有する割合も有意に低くなっていました．

ちなみに，脳卒中データバンク2005で出血部位が記載されている高血圧性脳出血の2,051例でみますと[9]，被殻出血は762例（37.2%）で，視床出血が690例（33.6%），脳幹出血195例（9.5%），小脳出血164例（8.0%），尾状核出血37例（1.8%），皮質下出血は178例（8.7%）でした．脳室内出血が2例（0.1%），その他の部位の脳出血が23例（1.1%）でした．

かつて，脳出血の部位別頻度について，いくつかの成績を比較したことがありました[10]．施設により多少の差はありますが，脳出血の部位別の頻度は，被殻出血が40%程度で，視床出血が30%程度でした．また，皮質下出血は10%前後，橋出血は5〜10%，小脳出血は5%程度とする報告が多いように思いました．

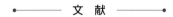
文　献

1) Committee established by the director of the NINCDS : Classification of cerebrovascular disease III. Stroke **21** : 637-676, 1990

2) 田川皓一, 福原正代：脳血管障害の分類III（Classification of cerebrovascular disease III：NIH抄訳）．田川皓一, 奥寺利男 編：脳卒中診断学．西村書店, 東京, pp13-36, 1996

3) Kubo M, Kiyohara Y, Kato I, et al. : Trends in the incidence, mortality, and survival rate of cardiovascular disease in a Japanese community : the Hisayama study. Stroke **34** : 2349-2354, 2003

4) Bogousslavsky J, Van Melle G, Regli F : The Lausannne Stroke Registry : Analysis of 1,000 consecutive patients with first stroke. Stroke **19** : 1083-1092, 1988

5) 小林祥泰：脳梗塞急性期患者データベースの構築に関する研究．健康科学総合研究事業平成13年度研究報告書. 2002

6) 荒木信夫, 小林祥泰：病型別・年代別頻度．小林祥泰 編：脳卒中データバンク2015．中山書店, 東京, pp18-19, 2015

7) 麓健太朗, 上山憲司：脳室穿破, 水頭症の頻度と出血部位, 危険因子との関係．小林祥泰 編：脳卒中データバンク2015．中山書店, 東京, pp148-149, 2015

8) 瀧澤俊也：脳出血の原因別・部位別・年代別・性別頻度．小林祥泰 編：脳卒中データバンク2015．中山書店, 東京, pp148-149, 2015

9) 小沢義典：脳出血の原因別・部位別・年代別・性別頻度．小林祥泰 編：脳卒中データバンク2005．中山書店, 東京, pp106-107, 2005

10) 田川皓一：脳出血の神経症候学―総論―．田川皓一 編：脳卒中症候学．西村書店, 東京, pp263-270, 2010

Chapter 2

高次脳機能障害とは

「脳出血と高次脳機能障害」を理解するための基本となる背景因子に触れておきたいと思います．また，高次脳機能障害の症候学について簡単にまとめておきます．

1 高次脳機能障害と神経心理学

高次脳機能障害とは何かと問われたら，返答に困ります．低次に対する高次とすれば，低次の脳機能とはなんでしょう．要素的な運動系や感覚系の機能が低次と考えたら多くの方々のひんしゅくを買うことになります．したがって，高次脳機能障害とはと尋ねられましたら，高次脳機能障害と考えられている症候にはどのようなものがあるかを説明することで逃げることにしています（表1）．

高次脳機能障害と考えられている症候を列記いたします．まず，① 言語の象徴機能の障害である失語症をあげたいと思います．② 失語症では音声言語の障害が目立ってきますが，文字言語の選択的な障害である読み書きの障害も重要な症候です．③ 要素的な運動や感覚の障害で説明できない，行為や認知の障害は失行症や失認症とよばれています．④ 記憶の回路の障害により純粋健忘に代表される記憶障害が出現してきます．また，⑤ 前頭前野を中心とする前頭連合野は注意や判断，記憶，学習，性格，意欲，行動などの心理機能や精神機能に関連する領域です．その障害により多彩な精神症状や知的機能の障害を呈してきます．前頭葉機能障害も重要な症候です．さらに，⑥ 記憶や言語，認知，行為の障害，前頭前野の障害などが複合した状態は認知症とよばれています．当然のことながら，認知症も高次脳機能障害の重要な対象疾患となります．

表1 神経心理学の対象領域
- 言語の障害（失語）
- 読み書き障害（失読，失書）
- 認知や行為の障害（失認，失行）
- 記憶障害
- 前頭葉機能障害
- 認知症

臨床の場で，患者の症候を説明するときに高次脳機能障害を認めるというような表現を聞くことがあります．しかし，これでは高次脳機能障害の具体像を示しているわけではありませんので，工夫が必要です．

高次脳機能障害を対象とする学問は高次脳機能障害学とよばれることがあります．同じような意味で「神経心理学」という用語が使用されています．この「神経心理学」も曖昧なことばです．

神経心理学（neuropsychology）とはどのような領域を扱っているのでしょうか．脳の疾患を取り扱うのが神経学（neurology）であり，心の現象を取り扱うのが心理学（psychology）です．したがって，神経心理学は脳と心の問題を取り扱う領域であるということができますが，なかなか具体像がみえてこないのではないでしょうか．したがって，誤解も多くなります．

学問の領域には，他の学問との境界領域がたくさんあります．神経学領域でみますと，神経解剖学や神経生理学，神経病理学，神経放射線学，神経眼科学，神経耳科学などなど，多様な境界領域が存在しています．通常，後ろにつくほうがそれを名乗る方のより専門分野と思われます．この観点からいえば，神経心理学は心理学の一分野ではないかと考えられても不思議はありません．しか

し，神経心理学は脳疾患を有する方々を対象としますので，臨床医学の一分野を構成しています．いわば臨床神経心理学です．しかし，わざわざ臨床を冠してよぶこともないように思います．この領域を意味する用語で神経学が後ろにつくものとして，行動神経学（behavioral neurology）という用語もありますが，あまり普及しているようには思えません．神経心理学は高次脳機能障害を扱う分野ですので，神経心理学とは，言語や認知，行為，記憶，前頭葉機能などの中枢神経機構を明らかにし，その障害に基づく諸症候に対処する学問ということができるのではないでしょうか．

高次脳機能障害という用語は，マスコミでもよく取り上げられるようになってきました．しかし，高次脳機能障害という用語は，障害や症候の具体像は何も意味していないように思いますし，使用する立場によりニュアンスが異なって使用されているように思います．2001年，厚生労働省は高次脳機能障害支援モデル事業を開始しました[1]．その報告書によりますと，"高次脳機能障害は一般に，外傷性脳損傷，脳血管障害などにより脳損傷を受け，その後遺症などとして生じた記憶障害，注意障害，社会的行動障害などの認知障害をさすものであり（略）"と規定しています．ここで述べられている高次脳機能障害とは，主として交通事故に遭って脳に外傷を受けたときに出現する前頭葉障害に由来すると考えられる症候と思われます．これらの症状も確かに高次脳機能障害に変わりはありませんが，私のイメージする高次脳機能障害とは異質なものです．高次脳機能障害全般を表現しているとは決して思えません．いちいち高次脳機能障害がどのような意味で使用されているかを確認することも煩雑なことであり，高次脳機能障害という用語が，それぞれの立場で異なって使用されることに違和感を覚えます．

2　高次脳機能障害の背景因子

高次脳機能障害の診断において最も重要なことは，その症候が局在性を有するか否かではないかと思います．失語症は左半球にある言語領野が障害されて出現してきます．左半側空間無視は右半球症状と考えられています．一方，全般性の注意障害の責任病巣をある部位に特定するには困難が多いようです．注意障害は脳の複雑なネットワークの障害により出現してくる症状と考えられます．しかし，方向性を持てば注意障害にも局在性が出てきます．左の視空間への注意が向かない状態が，まさに左半側空間無視です．

高次脳機能障害の症候学や局在診断を理解するため基本的な問題について触れておきたいと思います．大脳優位性に関することや高次脳機能障害の評価が正しく行われるための問題点などです．意識障害や注意障害，あるいは知的機能の障害は，局在性に乏しい症候ですが，高次脳機能障害における重要な症候です．

1.　大脳優位性

言語領野は左の大脳半球に存在します．一方，空間認知の優位性は右半球にあるといわれています．しかし，この大脳優位性に例外がないわけではありません．右半球損傷で失語症を呈することもよくあります．半側空間無視の概念が広く理解されるようになり，その評価法も進歩してきました．左半球損傷で右半側空間無視を呈する症例も少なからず存在します．高次脳機能障害を理解するためには，まず各症候の側性化についての原則を知っておくことが必要です．

大脳優位性はやはり失語症で論じたほうがわかりやすいと思います．大脳優位性を推測するには利き手を知ることが重要です．右利きであれば言語領野はそのほとんどが左半球に存在します．一方，左利きであっても，70-80％は左半球に言語領野が存在すると考えられています．しかし，言語領野が右半球に存在する頻度は，右利きで右半球に存在する場合よりも圧倒的に高くなってきます．また，言語領野が左にあっても，左右両側に側性化していることもありますので，左利きや両手利きでは大脳優位性に対する配慮が必要となってきます．左利き者では失語症を生じても一般に軽症であり回復もよいとする報告があります．

右利き者で右半球損傷により生じた失語症は交

叉性失語とよばれています．しかし，右利きの程度も個々人で差があり，矯正された右利きもあれば，左手もかなりの程度に使用できる両手利きのこともあります．この場合は交叉性失語とよばないほうがよいと思います．近親者に左利きがいないことなどが条件になると思いますが，その判定にも曖昧なことが多いようです．交叉性失語と診断しても，単に言語の優位半球が左から右に移っているだけだと思える場合もありますし，そうではない場合があります．前者は鏡像型（mirror type）とよばれています．後者は非鏡像型になるわけで，右利き左半球失語とは症候学的に趣が異なってきます．失文法が目立ち，電文体の失語が特徴的なことがあります．異常型とか，anomalous type などともよばれています．このように右利き右半球の失語症を取り上げてみても，大脳優位性は個々で微妙に異なってくることが想像できます．

ここでは失語症で論じましたが，失語症を失認症や記憶障害などに置き換えれば，それぞれの大脳優位性が問題となってくると思います．すなわち失語症を生じる言語領野をそれぞれの神経心理学的症状の責任病巣に置き換えればよいわけで，大脳優位性に関する考え方も各症候で異なってくることになります．主要な症候については，別に触れる機会があると思います．

2．意識や注意の障害

神経心理学の古典的な名著である大橋博司先生の「臨床脳病理学」[2]は失語症から始まりますが，冒頭部分に失語症は「末梢性の受容器官ないし表出器官の障害によるものではなく，さらに一般精神障害（意識障害，知能障害，情意障害等）によって生ずる言語障害とも区別される」と記載されていました．意識障害や知能障害，情意障害などの精神神経症状をみる場合は，失語症の診断には困難が多いことを述べているものと思います．失語症が存在することと，それを正しく評価することは別の問題であるということです．もちろんこのような症状があっても，失語症が存在しているだろうと推測できる患者はいくらでも存在するわけ

です．これは何も失語症に限ったものではなく，その他の神経心理学的症状を評価するうえでも同じことがいえると思います．

失行症のことで，多少補足を加えておきます．後天的な脳の器質的障害による高次の運動機能障害のひとつに失行症がありますが，その概念や定義はなかなか難しいものです．高次動作性障害を評価する検査に日本高次脳機能障害学会が作成した標準高次動作性検査があります[3]．そのなかで，高次動作性障害の概念と検査作成方針が述べられていますが，「高次動作性障害とは失行症の概念を中核とした錐体路性，錐体外路性，末梢神経性の運動障害，要素的感覚障害，失語，失認，意識障害，知能障害，情意障害などのいずれにも還元できない運動障害である」と記載されています．脳血管障害では片麻痺や感覚障害はありふれた症状です．失語症や失認症もしばしば出現してきます．脳出血で失行症をきたすためには，ある程度の病巣の拡がりが必要となりますが，その場合，意識障害や注意障害，知能障害，情意障害などが存在してもなんら不思議はありません．ということは，失行症を正しく評価することはなかなか難しいものであるといっているようなものでしょう．失語症と同様，失行症が存在することと，失行症を正しく評価することは別の問題であると思います．

高次脳機能障害の評価にあたっては，意識の障害の有無や程度を把握することが重要です．意識には大きく2つの意味があると思います．ひとつは覚醒状態やその程度を問題にしています．英語では consciousness（level of consciousness）に相当するものです．通常，意識障害といえば，この意識レベルの低下になります．しかし，意識にはもうひとつの側面があり，自己の認知能力や外界に対する反応性や感受性を問題とするもので，感情や意志，情動などと関連しています．英語では awareness に相当し，覚醒度とともに意識の内容をも問題としていることになります．この障害はいわゆる，confusion や delirium（せん妄）とよばれる状態です．この状態では，正確な評価が困難となってきます．

注意障害という概念もあります．神経心理学領域でいう注意の定義はなかなか難しいものではありますが，注意の二面性については理解しやすいと思います．注意は全般性注意（汎性注意）と方向性注意に分類できます．方向性注意とは，左右の空間へと方向性を有する注意であり，この場合の空間は視空間のこともあれば，他の感覚空間のこともあり，自己の身体に関する空間のこともあるわけです．このような方向性注意については，一般的には右半球が優位に機能しているものと考えられています．臨床的に観察しやすい方向性注意障害は左半側空間無視と思います．局在性のある注意障害ということができます．

臨床の場で注意障害という用語が盛んに使われていますが，その注意障害は方向性の注意障害か，全般性の脳機能の低下に由来するものかを区別したいと思います．前者であれば，局在診断のうえで重要な所見となるわけです．もちろん両者が混在して出現してくることもあります．全般性の注意障害が方向性の注意障害にも何らかの影響を与えることはありうるわけですが，全般性の注意障害が方向性の注意障害を引き起こすものではありません．方向性の注意障害の出現には，それなりの理由が存在するはずです．

これらの注意障害を引き起こす局在部位が同定されているわけではありません．一般的に注意障害は前頭葉機能障害として把握されていますが，前頭葉は他の脳領域と密な線維連絡を有していますので，脳の器質的な病変であれば，どの部位の障害でも前頭葉に何らかの影響を及ぼしうることになります．なお，全般性の注意障害は脳の器質的病変のみで出現してくるわけでもないと思います．感染症や脱水，心不全などの内科疾患でも起こってきます．高齢者ではありふれた症状であると考えています．

臨床の場で高次脳機能障害としての注意障害が普通に語られるようになってきました．精神医学やリハビリテーション医学の立場から多くのデータが集積されてきました．注意や意欲，集中力に関する標準的な検査が臨床の場に導入されています．脳神経内科の立場から注意障害の問題を少し

考えてみたいと思います．私どもは神経学的診断にあたって診察所見をまとめていくチャートを完成していくよう指導されます．現症の最初にくるのは意識です．意識そのもののレベルとともに，認知能力や外界に対する反応性や感受性を問題とするものです．この一環として，見当識や記憶，注意，判断力，計算力，さらには情動や性格変化などが記載されることになります．この見当識や記憶，注意，計算などの能力が mental status として評価されてくることになります．MMSE はまさに mini の mental status を評価する指標となるものです．

高次脳機能障害として注意障害ばかりが強調されると，それでは見当識や記憶力，計算力，判断力はどうかと問いたくなります．また，注意障害の原因はなにかと問いたくなってきます．脳血管障害の症候を考えてみますと，片麻痺があれば錐体路に，失語症があれば言語に関与する領域に何らかの障害が加わったものと考えます．まさに局在を有する症候です．今回の発作で生じた症候といえます．注意障害があるというのであれば，今回の発作を生じたことにより，どのような機序で注意障害が出現してきたかを自分なりに考えたうえで使用する必要があるのではないかと思います．また，発作前の状態と比較しどう変化したのかを把握したうえで使用すべきものと考えています．意識のレベルを反映しているのか，意識野の内容の変化をいっているのか，精神機能や知的機能の低下を意味しているのか，あるいは，特殊な注意機能の低下を問題にしているのかを考慮したうえで使用する重いことばであるように思います．注意障害を原因として失語症が起こってくるわけではありません．半側空間無視のような方向性注意障害が出現してくるわけでもありません．失語症や半側空間無視が出現するには，それなりの機序が必要です．しかし，注意障害があれば失語症や半側空間無視などの症状に修飾を加えること，影響を与えることはあると思います．

3．知的機能と血管性認知症
知能の障害があれば正しい評価はできませんの

で，高次脳機能障害の評価では，基礎検査として知的機能の評価が重要です．認知症では知的機能が障害されてきますから，正しい高次脳機能の評価は困難になってきます．しかし，認知症があっても臨床観察により局在性を持つ症候の診断が可能なこともありますから，症候が存在するか否かの問題は別の話です．

脳血管障害に起因する認知症を血管性認知症とするなら，その病因や病巣も多彩です．頻度を考えると圧倒的に脳梗塞を原因とすることが多くなりますが，脳出血でも血管性認知症を生じてくることがあります．脳出血による血管性認知症について考えてみたいと思います．大きな脳動脈の閉塞による脳梗塞により，脳が広範に障害されると認知能力に低下が起こります．大きな脳出血であっても同様に広範の認知能力の低下を生じるはずです．しかしこのような状態を脳血管障害に由来する認知症によるのか，脳出血の後遺症そのものとするかによって，血管性認知症の考え方も頻度も大きく変わってくることになります．また，それほど大きくない脳出血でも，再発を繰り返すと認知機能の低下を起こしてくることも予想されます．

皮質下出血を何度もきたし血管性認知症を生じることがあります．高血圧の既往がない高齢者が皮質下出血を繰り返すときは，アミロイドアンギオパチーを原因とする脳出血である可能性が高くなります．本書では，原則として高血圧性脳出血を対象としていますが，皮質下出血におけるアミロイドアンギオパチーは，「脳出血と高次脳機能障害」を考えるとき重要な疾患ですので，後ほど述べる機会が出てくると思います．

単発性の脳梗塞により認知症類似の神経症候を呈してくる場合があります．戦略的単発梗塞認知症や単一病変に起因する認知症とよばれております．英語でいえば，strategic single-infarct dementia に相当します．限局性の病変により知的機能に低下をきたした状態です．視床内側部や内包膝部，海馬の梗塞で，記憶障害が出現してきます．しかし，これは記憶の回路である Papez の回路に障害をきたしたための純粋健忘です．認知

症というより局所性の神経脱落症状と考えられます．同じような症状は限局性の脳出血で出現してくることがあります．視床内側部の出血，尾状核頭部の出血などで純粋健忘を呈してくることがあります．血管性認知症の概念で語られてはいますが，出血部位が関与する神経脱落症状と考えたいところです．

大出血による知的機能低下，多発した脳出血による知的機能低下，限局性の脳出血による認知症類似の神経脱落症状，このような場合は血管性認知症と脳出血後遺症としての認知機能障害に明確な線引きは困難であるように思っています．

3 高次脳機能障害の症候学

高次脳機能障害と考えられる各症候を詳しく紹介することは，本書の目的ではありません．症候学の詳細は，他書に譲ることにいたします．脳出血において重要と思われる症候は各論で取り上げたいと思います．ここではその前段階として簡単に触れておきます．

1．失語症

一度獲得された正常な言語機能が後天的な脳の器質的障害により言語の理解や表出に障害をきたした状態を失語症と診断しています．いわば言語の象徴機能の障害です．言語の象徴機能の基本的要素は，音声言語では「聴く」能力と「話す」能力，文字言語では「書く」能力と「読む」能力です．通常の失語症では障害の程度に軽重の差はあっても，「聴く」，「話す」，「書く」，「読む」の各基本要素にわたる障害を呈することになると考えます．通常，言語に関する優位半球は左半球ですので，失語症は左半球障害により出現してきます．

失語症を理解するためには，言語領野（言語野，言語中枢）の部位を確認しておく必要があります．ブローカ領野は左の下前頭回後部の前頭弁蓋部や三角部にあり，前方言語野ともよばれています．ただし，ブローカ失語（運動性失語）にみられる非流暢性の発語障害の責任病巣は左の中心前回に求められています．ウェルニッケ領野は左の上側

頭回の後半部に存在しており，角回や縁上回を含めて後方言語野とよばれています．なお，ブローカ領野とウェルニッケ領野を連絡する線維である弓状束も失語症の発現に重要な部位です．縁上回の皮質下で最も密となっています．

失語症の症候では，発語の障害や喚語の障害，統語の障害，聴覚的理解の障害，復唱の障害，読みの障害，書字の障害などが重要です．

失語症のタイプと症候の特徴，責任病巣を簡単に触れておきます．

ブローカ失語の発話は非流暢で，ゆっくりゆっくり苦労しながら話をする努力性の発話が特徴的です．聴覚的理解は相対的に良好です．責任病巣はブローカ領野と左の中心前回を含む領域に求められています．ブローカ失語にみられる非流暢性の発語の障害は，失構音（アナルトリー）や発語失行とよばれており，その責任病巣は左の中心前回に求められています．ブローカ領野のみに限局した病巣ではブローカ失語は出現せず，超皮質性感覚性失語を呈するといわれています．左の中心前回の限局性の病巣では失構音を呈してきます．純粋語唖とよばれる病態です．

ウェルニッケ失語（感覚性失語）では，発話は流暢ですが，錯語が目立ちます．時にジャルゴンとなります．聴覚的理解は重度に障害されます．責任病巣はウェルニッケ領野に求めることができますが，重症例では，病巣は頭頂葉の角回や縁上回へと拡がっています．

伝導性失語では，基本的に発語は流暢です．聴覚的理解も比較的保たれています．しかし，発語に際して音韻性錯語が著明であり，復唱が障害されてきます．この音韻性錯語が主症状となります．患者は錯語を自覚していますので，何度も修正を加えながら正しい音を探します．責任病巣は左の縁上回に求められています．通常，病巣は皮質下の弓状束も損傷しているものと考えられています．

復唱はブローカ失語でもウェルニッケ失語や伝導性失語でも障害されてきます．他の言語機能に比較して復唱能力が良好な失語群を超皮質性失語とよびます．超皮質性運動性失語では発話の発動性に乏しく，自分から話しかけることは少ないのが特徴です．原則として，発語は非流暢であり，とくに復唱を求めているわけではないのに，検者の言葉を繰り返す反響言語や補完現象が認められます．責任病巣は，左の中大脳動脈が灌流する前頭葉でブローカ領野の周辺部位，ないしは，左の前大脳動脈領域にある補足運動野やその近傍の運動前野領域に求められています．超皮質性感覚性失語では，聴覚的理解は障害されていますが，復唱は良好です．発語は流暢です．しかし，喚語困難や錯語が多く，反響言語や補完現象をみることがあります．責任病巣は，古典的にはウェルニッケ領野を取り囲むような側頭，頭頂，後頭葉接合部を中心とした部位が想定されていました．しかし，ブローカ領野に限局した失語でもこのタイプを呈してくることが知られています．視床性失語もこのタイプを示すといわれています．なお，復唱は保たれていますが，発語や聴覚的理解が重度に障害されている状態は，超皮質性混合性失語とよばれています．脳出血でこのタイプの典型像をみることは，きわめて稀であると思います．

健忘性失語（失名詞失語）は喚語障害（語健忘）を中核症状とする失語症です．発話は流暢で，聴覚的理解は比較的保たれています．呼称の障害が目立ち迂言がみられます．純粋型も存在しますが，各失語型の回復過程で本型を呈してくることも多いと思われます．各失語型の回復過程に出現することからも予想されますように，本症の責任病巣をある特定の部位に同定することには困難が多いと思っています．錯語と同様，喚語障害も失語症の中核症状ですので，どのようなタイプの失語症でも出現する局在性の乏しい症候と思います．

全失語は，言語の基本的要素である「聴く」「話す」「書く」ならびに「読む」能力が重度に障害された状態です．発話は重度に障害されます．

被殻出血や視床出血にみられる失語症として，皮質下性失語や線条体失語，視床性失語などとよばれている病態があります．大脳基底核領域や深部白質の病巣により失語症を呈する症例があり線条体失語とよばれることもあります．中大脳動脈の穿通枝領域の脳梗塞でも出現してきますが，被

殻出血を原因とする失語症も該当してきます．視床を中心とした病巣により出現してくる失語症は視床性失語とよばれています．視床梗塞や視床出血による失語症がこれに相当します．通常，視床性失語は超皮質性感覚性失語の病像を呈してきます．

2. 読み書き障害

文字言語の障害である読み書き障害の純粋型には，純粋失書や失読失書，純粋失読があります．これらの責任病巣も，通常，左側にあります．

純粋失書は書字の障害を主徴とし，自発書字や書き取りの障害が著明となります．写字は保たれているといわれていますが，筆順などを考えるとまったく問題はないとはいえないようです．責任病巣は左の頭頂葉や前頭葉に求められています．それぞれ，頭頂葉性純粋失書や前頭葉性純粋失書とよばれています．頭頂葉では，下頭頂小葉の角回が重視されています．前頭葉では，中前頭回のいわゆるExnerの書字中枢の障害が重視されています．

失読失書は読み書きの両者に障害をみることになります．古典的な責任病巣は左の頭頂葉の角回でないかと考えられてきましたが，その後の画像診断の成績からは，必ずしも角回のみに責任病巣を求めることはできないように思います．通常，角回に限局した病巣では純粋失書を呈してきます．一方で，左の側頭葉後下部の病巣による失読失書例が数多く報告されています．この場合，例外もないわけではありませんが，漢字の障害が目立ってきます．このことは漢字の読み書きは後頭葉と側頭葉の経路で処理されていることを示唆していますので，日本語の漢字仮名問題に大きな影響を与えることになりました．

純粋失読の特徴は書字が良好であるのに，重度の読みの障害を呈することです．したがって，患者は自分が書いたものが読めなくなります．本症の発現には左の紡錘状回や舌状回，脳梁膨大部の障害が関与しています．これらの領域は後大脳動脈の灌流域に存在しますので，永続する重度の純粋失読は左の後大脳動脈閉塞症で出現してきま

す．しかし，左の後頭葉の皮質下出血でも純粋失読は出現してきます．

3. 失認症

後天的な脳の器質的障害による対象の認知障害を失認症とよびます．要素的な感覚には，その原因となるような機能障害は認められないことが前提となります．

失認症は通常，視覚性失認や聴覚性失認，触覚性失認，身体失認に分類されています．

出現頻度からみますと代表的な失認症状は半側空間無視と思います．半側空間無視は視空間失認に位置づけられていますが，視空間失認は高次の視知覚障害ですので，通常，視覚性失認に含められています．しかし，視覚情報処理の過程をみますと，後頭葉から側頭葉への経路と，後頭葉から頭頂葉への経路があります．責任病巣を考えるとき，その経路の差異が重要となりますので，本書では，視覚性失認と視空間失認を別々の群として扱うことにします．

視覚性失認を理解するためには，視覚認知の処理過程を知る必要があります．ここで扱う視覚性失認は後頭葉から側頭葉へと向かう腹側の流れの障害により出現する症候です．

左側は「言葉にできる」ものの処理ですから，物品や文字の処理になります．一方，右側は「言葉にできない」もので，風景や顔の処理になります．

物体失認や相貌失認，純粋失読，街並失認などが視覚性失認の症状となります．ただし，純粋失読は読み書き障害で触れました．通常，物体失認と相貌失認は両側の後頭葉の損傷で出現してきます．前者は左優位の損傷で，後者は右優位の損傷で生じますが，脳出血での発症は稀であると思います．街並失認は右の海馬傍回が責任病巣と考えられていますが，脳出血で経験したことはありません．

視空間失認の代表的な症候は半側空間無視です．視空間認知の処理は後頭葉から頭頂葉へと向かう背側の流れが重要で，運動や位置の処理に関係してきます．

半側空間無視は視空間の半側にあるものを無視する症状です．通常，右半球損傷で出現し，左の視空間無視を呈します．右半球症状として最もよく観察できる症候です．古典的な責任病巣は，右の頭頂葉後部，とくに下頭頂小葉が重視されてきました．しかし，視空間認知の面から考えますと，頭頂葉は入力面を担っているわけで，出力面には前頭葉も関与してきます．前頭葉性無視という概念もあり半側空間無視の発現には，多くの部位が関与していると考えられます．

Bálint 症候群は両側の頭頂葉後部の障害により出現し，視覚性運動失調（optische Ataxie）や精神性注視麻痺，視覚性注意障害を呈してきます．やはり視空間の認知障害に位置づけられています．Bálint 症候群にみられる視覚性運動失調では，注視した対象物をうまく掴めません．ドイツ語で optische Ataxie とよばれています．一方，注視点より離れた周辺視野で対象をうまく掴めない状態も視覚性運動失調とよばれています．この場合はフランス語で ataxie optique といわれており，頭頂間溝の内壁やや後方寄りから上頭頂小葉の損傷で生じます．日本語では，両者とも視覚性運動失調と訳されますので，どのような意味で使用されているかの確認が必要です．

地誌的障害も視空間の認知障害として多くの概念で語られてきましたが，最近は道順障害と街並失認という概念で，その症候や責任病巣が簡潔にまとめられてきました[4]．地誌的障害とは「熟知しているはずの場所で道に迷う」というのが基本的な症状だと思います．道順障害では「目の前の建物が何であるかはわかるが，その角をどちらに行けばよいかわからないために道に迷い」，街並失認では「熟知している家屋や街並が初めてのように感じるために道に迷う」ということになります．ただし，街並失認は視覚性失認に位置づけられる症候です．道順障害の責任病巣は右の脳梁膨大後域から頭頂葉内側部にかけての病巣が指摘されています．頭頂葉皮質下出血による症例の報告が続いております．

横側頭回（Heschl 横回）から側頭平面，上側頭回にかけての領域は聴覚や聴覚性認知に関与する領域です．中枢性の聴覚の障害は，皮質聾や聴覚性失認として知られています．

聴力そのものには障害はないのに，言語的，あるいは非言語的聴覚刺激が理解できない状態を聴覚性失認とよんでいます．具体的な表現型としては純粋語聾や環境音失認，失音楽などを呈してくることになります．中枢性の聴覚障害には，両側性の損傷が関与してくるのではないかと考えています．

頭頂葉の障害では要素的な感覚障害（触覚や温度覚，痛覚，位置覚）とともに，多彩な中枢性の感覚障害が出現してきます．また，触覚性失認とよばれる触覚の認知障害も出現してきます．触覚性失認の純粋例は稀と思われます．

身体失認は身体図式の障害，身体部位の認知障害で，患者自身や検者の身体部位の呼称や指示に障害をきたします．身体失認は主として頭頂葉の障害により生じ，原則として，左損傷では両側性に，右損傷では対側に出現してきます．

Gerstmann 症候群は手指失認と左右障害，失書，失算を主徴としています．有名な症候群ではありますが，純粋例に遭遇することは少ないと思います．出現頻度の高い身体失認は，左片麻痺の否認として現われる半側身体失認と思います．病態失認の一型であり，Babinski 型の病態失認とよばれています．大きな右の被殻出血の急性期に，重症片麻痺患者でよく観察される症候です．責任病巣は右頭頂葉と考えられますが，重度の片麻痺が存在することも必要であり，本症を呈する患者の右半球病巣は広範となります．身体パラフレニーは片麻痺の否認をみるときに，麻痺した上下肢は自分のものではなく，他人のものであると訴える現象をいいます．

4. 失行症

脳出血では行為や行動に種々の障害が出現してきます．後天的な脳の器質的障害による高次の運動機能障害のひとつに失行症がありますが，その概念や定義にはなかなか難しいものがあると思います．

熟知した運動が拙劣となる肢節運動失行は中心

前回や中心後回など一次運動野や感覚野の障害で
出現してくると考えられています．古典的な失行
論では観念運動性失行と観念性失行が重要な症候
です．観念運動性失行とは，自発的な行為に障害
を認めませんが，要求されると簡単な動作ができ
ない状態をいいます．責任病巣は左の頭頂葉後部
の角回に想定されています．縁上回や上頭頂小葉
などの大脳皮質や頭頂葉皮質下白質の関与も指摘
されることもありますが，細かい局在はよくわか
りません．通常，症状は両側性に出現してきます．
観念性失行は行為の企画性が障害されるために複
雑な動作ができなくなる状態をいいます．責任病
巣は左の頭頂葉後部で角回を中心とした領域に想
定されています．症状は両側性に出現してきま
す．しかし，観念運動性失行や観念性失行の責任
病巣については議論が多いところです．観念運動
性失行にしても，観念性失行にしても純粋な単独
の神経心理学的症状として出現してくることは稀
であり，通常，他の神経症状や神経心理学的症状
と合併して出現してきます．責任病巣を特定の部
位に想定することには困難が多いと考えられま
す．着衣失行もよく知られた症状です．責任病巣
は，右の頭頂葉と考えられています．日常臨床の
場で，着衣が障害されることは多いと思います
が，種々の要因による二次的なものが多いと思い
ます．教科書的に書くとすれば，片麻痺による着
衣障害，半側空間無視による着衣障害，観念性失
行による着衣障害，構成障害による着衣障害など
をあげることができます．しかし，私は脳出血に
よる純粋な着衣失行の症例を経験したことはあり
ません．

「高次脳機能障害の背景因子」のところで，「意
識や注意の障害」について述べてきました．その
なかで，脳卒中の急性期における失行症の評価に
ついては，種々の問題があることを述べてきまし
た．実は私は失行症を診断するのは苦手です．ま
た，局在診断的な意義は他の諸症状に求めたほう
がよいと考えていますので，本書では失行症につ
いては，重要視しておりません．

5．記憶障害

記憶障害は一般的な知的機能の低下としても出
現してきますので，高齢者が多い脳卒中患者では
よくみられます．しかし，ここで扱う記憶障害は
主として Papez の回路の障害による純粋健忘で
す．純粋健忘では，近時記憶の障害が著明であり，
記銘が困難になります．前向性の記憶障害をみる
ことになります．なお，原則的に即時記憶や手続
き記憶，意味記憶は保たれています．記憶に関す
る大脳優位性も，左が優位と考えられています．
しかし，言語の優位性ほど左に側性化しているわ
けではなさそうです．両側性に記憶の回路が障害
されますと，記憶障害は重度で，かつ，永続する
ことがあります．

Papez の回路を構成する重要な部位は海馬や海
馬傍回，視床や乳頭体，脳弓，帯状回などです．
視床は脳出血の好発部位ですので，純粋健忘は重
要な症候です．海馬の出血例で純粋健忘を呈した
症例を経験したことはありません．帯状回後部は
頭頂葉内側部の皮質下出血で障害されることがあ
りますので，純粋健忘を呈してきます．いわゆる
retrosplenial amnesia です．なお，Yakovlev の
回路は扁桃体を中心とする回路ですが，視床背内
側核や前頭葉眼窩部，鈎状束，側頭葉尖端部など
が関与しておりますので，視床出血や皮質下出血
により障害されることもあると考えられます．扁
桃体の脳出血は稀ですが，純粋健忘を呈した症例
を経験したことがありました．

なお，尾状核出血においても純粋健忘を主徴と
する症例が存在します．

6．前頭葉機能障害と前頭葉性の異常行動

前頭連合野（前頭前野）は，他の大脳皮質領域
や大脳基底核，視床，視床下部，脳幹網様体，大
脳辺縁系などと豊富な線維連絡を有する心理機能
や精神機能に極めて重要な部位と考えられていま
す．すなわち，認知や注意，判断，記憶，学習，
さらには性格，意欲，行動などに広く関連してお
り，人間としての存在における高次の統合の座と
位置づけられています．その障害では多彩な前頭
葉機能障害や精神症状が出現してくることになり

ます．高次脳機能障害学の領域では遂行機能障害や注意障害として多くの関心が寄せられています．

Cummings[5]は前頭葉と大脳基底核や視床との線維連絡について，3つの主要な連絡系を指摘し，前頭葉と皮質下との連絡路からみた前頭葉の機能解剖について述べています．それによる前頭葉の区分は以下のようになります．

①前頭葉外側穹窿部：前頭葉背外側部の前頭前野からは尾状核背外側部，淡蒼球背内側部を経て視床腹側前核や背内側核へと投射し，視床腹側前核や背内側核からは前頭葉穹窿部へと投射する双方向性の経路です．この経路の損傷では，主として遂行機能の障害をみることになります．

②前頭葉眼窩面：前頭葉外側眼窩面からは尾状核腹内側部，淡蒼球背内側部を経て視床腹側前核や背内側核へ至り，視床腹側前核や背内側核からは前頭葉外側眼窩部へと投射する双方向性の経路です．この経路が障害されますと，前頭葉眼窩面の症候として脱抑制や性格変化，意欲の低下，注意障害などの精神症候をみることがあります．

③帯状回前部：帯状回前部から線条体腹側部に投射します．また，線条体腹側部からは淡蒼球吻外側や視床背内側核を経て，帯状回前部へと投射します．この経路は大脳辺縁系と関連性を有しており，その損傷は意欲や情動，記憶などに障害を生じることがあります．

このような機能解剖学的立場から臨床症候をみることも重要になってきます．前頭葉機能障害をみるときは，前頭葉の局在病巣によって出現した症候か，他の脳部位の損傷を原因として二次的な前頭葉障害により出現した症候かを考慮すること

が重要と考えます．

なお，前頭葉損傷では種々の行動神経学的症状が出現してきます．模倣行動や使用行動，環境依存症候群，道具の強迫的使用，他人の手徴候などです．通常は，前大脳動脈閉塞症に伴う前頭葉内側部や脳梁の梗塞，あるいは，変性性の認知症の症候として分析されることが多いと思いますが，前頭葉皮質下出血はそれらとは異なり予想できない病巣を呈してくることもありますので，前頭葉症候群の発現機序に関して有用な情報をもたらしてくるかもしれません．

前頭葉眼窩面の損傷では，意欲の低下，記憶障害，注意障害などに加え，性格の変化や脱抑制による行動異常などの精神症状が出現してきます．頭部外傷や前交通動脈瘤の破裂によるくも膜下出血の後遺症として，しばしば観察されています．いわゆる厚生労働省のいう高次脳機能障害ですが，稀ではありますが，前頭葉の皮質下出血で同様の症候を呈した症例がありました．

● 文 献 ●

1) 厚生労働省社会・援護局保健福祉部，国立リハビリテーションセンター 編：高次脳機能障害者支援の手引き．平成18年7月1日発行
2) 大橋博司：臨床脳病理学．医学書院，東京，1965
3) 日本高次脳機能障害学会（旧 日本失語症学会）編：標準高次動作性検査 失行症を中心として 改訂第2版．新興医学出版社，東京，2003
4) 高橋伸佳：街を歩く神経心理学（神経心理学コレクション）．医学書院，東京，2009
5) Cummings JL：Frontal-subcortical circuits and human behavior. Arch Neurol **50**：873-880, 1993

Chapter 3

脳出血の臨床診断

　いくらCTが普及しているとはいえ，CTをとらなければ，診断がつかないでは困ったものでしょう．今回の症状が脳卒中であるとわかって来院したのであれば話は別ですが，また，X線高吸収域があれば脳出血との診断はつきますが，X線高吸収域がなければ脳梗塞とは決してなりません．脳卒中の診断では，脳卒中であるか否かの診断も重要です．脳卒中に似て非なる疾患もたくさんありますから，脳卒中の臨床像を把握しておくことは重要です．

1　脳出血の臨床像

　病巣部位別にみた脳出血の各病型の詳細な症候学は，後ほど述べるとして，ここでは，脳出血の臨床の場におけるイメージについて述べてみたいと思います．そのためには，脳梗塞の臨床像と対比させるのが早道ではないかと思います．

　脳出血の臨床像のイメージとしてあげられているのは，通常，急性の経過をとること，しばしば頭痛や意識障害をみること，発症前に高血圧がなくとも，初診時には血圧が上昇していること，などではないかと思います．そのあたりを脳梗塞と比較してみたいと思います．もちろん，脳出血の臨床像は出血の部位とその大きさにより影響されますし，診断はCTやMRIで脳実質内の出血を確認することが重要です．また，画像診断が普及するにつれ，ほとんど頭痛もなく軽症で脳梗塞と鑑別できない小出血例や無症候で経過したと思われる症例が数多く存在することも明らかになっています．

　わが国における脳血管障害の分類と診断基準を参考にして，脳出血と脳梗塞の臨床症状の対比を検討してみたいと思います．

　脳血管障害の診断基準としては，1990年の厚生省循環器病研究委託費による研究班（班長；平井俊策）による分類と診断基準が代表的です[1]．

　本分類と診断基準は基本的には脳梗塞を脳血栓症と脳塞栓症に，頭蓋内出血を脳出血とくも膜下出血に分類する従来からの流れを引き継いだもので，臨床的な診断に重きが置かれています．とはいいましても，CTも診断基準に組み込まれておりますので，当時すでにCTなしには脳血管障害の診療はできない時代であることを示しています．以下，要点を簡単にまとめました．

　脳出血の特徴として，①通常，高血圧症の既往があり，発症時には著しく血圧が上昇していること，②日中活動時の発症が多いこと，③しばしば頭痛があり，ときに嘔吐を伴うこと，④意識障害をきたすことが多く，急速に昏睡に至る重症例も存在すること，⑤血腫の存在部位により，種々の神経症候を呈してくること，さらに，⑥CTにより発症直後から出血部位に一致したX線高吸収域を認め，画像診断を行えば確定診断は容易であること，しかし，⑦小出血では頭痛や意識障害を欠き，臨床的に脳梗塞との鑑別が困難な軽症例も多いこと，などがあげられていました．

　まず，高血圧の存在が重要です．通常，脳出血といえば高血圧性脳出血とよばれているように，脳の細小動脈の高血圧性変化を基盤として発症してきますので，高血圧の存在は必要条件といってもよいと思います．しかし，高血圧は脳梗塞のリスクファクターでもあります．とくにラクナ梗塞は，加齢と高血圧が最たるリスクファクターであることを知っておく必要があります．

　参考のため脳血栓症と脳塞栓症の特徴もみてお

きたいと思います．脳血栓症の診断基準をみます
と，①安静時の発症が少なくないこと，②意識障
害はないか，あっても軽度であること，③症状の
進行は比較的緩徐で，段階的進行を示すことが少
なくないことが特徴と思います．局所神経症状は
病巣部位によって左右され多彩であること，片麻
痺や半側感覚障害が多いことも記載されています
が，これは脳卒中全般にいえることであって，な
にも脳血栓症の特徴とするほどのことはないと思
います．

脳塞栓症の診断基準をみますと，①突発完成型
の発症様式が特徴であること，②ある脳動脈灌流
域に一致した局所神経脱落症状が出現し，左半球
損傷では失語症，右半球損傷では左半側空間無視
などの大脳皮質症状を伴うことが少なくないこ
と，③軽度の意識障害を伴うことが多いこと，④
塞栓源となる心房細動やその他の心疾患などが存
在していること，などが重要と思われます．

ちなみに脳動脈瘤の破裂によるくも膜下出血の
特徴は，①突発する，これまで経験したことがな
いような激しい頭痛であり，②悪心や嘔吐，項部
硬直，Kernig徴候などの髄膜刺激症状をみるこ
とと思います．出血の程度により意識障害の程度
はさまざまです．ときには，脳動脈瘤の破裂に伴
う血腫形成により局所神経症状を生じることもあ
ります．

脳出血と脳梗塞の臨床像の差異について，最近
のデータとして脳卒中データバンク2015を参考
に比較してみました[2]．脳塞栓症は心原性脳塞栓
の，脳血栓症はアテローム血栓性脳梗塞の項目で
検討しています．それにラクナ梗塞の特徴も加え
てみました．

病型別の発症様式をみます．発症様式は睡
眠時発症と突発完成，急性発症，階段状進行性に
分けられています．脳卒中の発症のイメージは急
性発症です．突発完成はその極みみたいなもので
す．急性発症と突発完成を合わせますと，高血圧
性脳出血で93.2%，心原性脳塞栓で87.5%，アテ
ローム血栓性脳梗塞で72.3%，ラクナ梗塞で
74.0%でした．睡眠時の発症は，それぞれ4.4%，
9.9%，12.7%，15.8%でした．階段状の進行は，

それぞれ2.4%，2.6%，15.0%，10.2%でした．

初発の神経症状では，意識障害や頭痛，嘔気嘔
吐についてみてみました．意識障害は高血圧性脳
出血で35.4%，心原性脳塞栓で31.4%，アテロー
ム血栓性脳梗塞で12.5%，ラクナ梗塞で2.7%で
した．頭痛の頻度は，それぞれ6.7%，5.3%，
3.5%，0.8%でした．嘔気嘔吐は，それぞれ6.8%，
2.8%，3.4%，1.1%でした．頭痛の出現率は，脳
出血でも10%以下でした．脳梗塞と際立った差異
はないように思えます．以前からのイメージから
すると，頭痛の頻度が低いのが意外でした．嘔気
嘔吐の出現率も，脳出血でも10%以下でした．や
はり高血圧性脳出血で頻度が低いのが意外でし
た．初発時の症状でみた成績であったからでしょ
うか．

時代とともに脳卒中の診療体制も強化され，来
院までの時間も短くなりました．脳梗塞の急性期
の治療法も確立し，時間が勝負の感も優勢になっ
てきました．画像診断も急がれます．おそらく細
かい病歴より，現症の正確な把握がより優先され
る時代になったと思われます．脳卒中の病型に
も，重症度にも変化があるものと思われます．高
血圧性脳出血のイメージといえば，脳梗塞と比較
すると，しばしば頭痛があり，ときに嘔吐を伴い，
意識障害をきたすことも多く，急速に昏睡に至る
重症例も存在する，などであったと思います．

脳出血の軽症化とともに意識障害や頭痛，嘔吐
の出現頻度に変化がみられているように思いま
す．また，脳梗塞の臨床カテゴリー分類の進歩に
より，単に脳出血と脳梗塞の症状の差異を論じる
ことの臨床的意義も少なくなってきたように思わ
れます．何といっても画像診断抜きには脳卒中の
診療を論じることができない時代になりました．
また，治療に迅速性が要求される時代でもありま
す．だからといって，画像診断を頼りにしなけれ
ば，なにもできないでは困ったものです．画像所
見も考慮しながら，出現する症候の臨床的意義を
各症例で説明できるよう心がけておくようにした
いものと思っています．

Chapter3. 脳出血の臨床診断

2 脳出血の画像診断

1. CT

　CT でみると脳出血は発症直後から高吸収域を呈しますので，診断は確実です．追跡検査では，血腫部位の高吸収域の変化や血腫周囲の脳浮腫による低吸収域の変化，血腫や脳浮腫による周囲へのmass effect の変化を観察することが重要です．脳室穿破の有無やくも膜下腔への拡がりも観察しておきます．脳浮腫は 1 週後あたりがピークになるといわれています．大量の脳出血では脳ヘルニアを起こして死亡することもありますので，重症例では脳神経外科的処置の適応を見据えたうえでの経過観察が必要と考えられます．

　血腫が大きくなると，当然周囲へと進展します．その進展方向は神経症候学を論じるときに重要になります．被殻出血といっても，被殻のみに限局するわけではありません．視床出血といっても，視床のみに限局するわけでもありません．前後や左右，上下への進展方向を観察しておきたいと思います．

　脳出血は 2～3 時間で止血するといわれていますが，はっきりしたことはわかりません．初発のCT でその患者の血腫が増大するか，否かを明確に予測することはできません．発症直後は血腫の増大をきたす可能性があります．6 時間までは15％程度で血腫の増大例をみるとの報告もあります[3]．秋田県立脳血管研究センターの仕事では，発症から約 5 時間以内の造影であれば造影剤の血管外漏出をみることが確認されています[4]．換言すれば，発症から 5 時間を経過すれば血腫が増大する可能性はかなり低率になるということでしょう．私はこの 5 時間という数字を，常に意識して脳出血の診療にあたってきました．

　血腫が大きくなる可能性があることを考慮しますと，初回 CT が発症数時間以内に実施されていたのであれば，重症度や症状の推移をみながらではありますが，追跡検査が必要となる症例もあるということになります．血腫の増大をみるならば，それなりの対応をとる必要がでてきます．なお，血液凝固に影響を及ぼす薬剤，血液疾患や肝

障害などの出血傾向をきたす可能性がある基礎疾患が存在すると血腫増大の危険性が高くなります．

　脳出血では出血直後から X 線高吸収域として描出されます．出血が落ち着きますと，X 線吸収値は次第に低下してきます．経過は血腫の大きさにもよりますが，血腫による高吸収域は発症後4～7 日になれば，周囲より低吸収域となってきます．しかし，この低吸収域化は血液成分の変化により X 線吸収係数が変化したものであり，血腫の消失を意味するものではありません．通常，1 か月以上を経過すると低吸収域に変わります．慢性期にはスリット状の境界明瞭な低吸収域を示してきます．また，周囲に萎縮性変化がみられ，病側の側脳室は拡大してきます．この時期は瘢痕期とよばれています．

　脳塞栓症の経過中に観察される出血性梗塞と鑑別が必要になることがあります．ときとして，出血性梗塞が皮質下出血と誤診されていることがあります．脳塞栓症と高血圧性脳出血では，二次予防がまったく異なってきますのでその鑑別は重要です．出血性梗塞では，脳動脈の灌流域に一致した病巣をみることになります（症例1，図1）．

2. MRI

　脳出血の MRI 所見も出血からの経過時間により変化します．血腫や周囲の脳浮腫は撮像条件により高信号域を呈したり，低信号域となったりしますので，脳出血は CT で確実に，かつ簡便に診断できることもあり急性期の脳出血の診断には向かないという考えもあったようですが，局所のヘモジデリンを鋭敏に検出する撮像法である $T_2{}^*$ 強調画像がルーチンで撮像されるようになってきましたので，脳出血の診断に重要な情報を与えるものと評価されるようになりました．MRI を第 1 選択にした場合には急性期脳出血の診断には $T_2{}^*$ 強調画像が必須となります（症例2，図2）．CT と比較しますと，解像度は格段に向上しますので，神経心理学の局在診断のためには，脳出血であっても，是非，MRI を実施したらと考えています．症候の詳細な分析には矢状断層や冠状断層も有用です．

❖ 皮質下出血と誤診されていた出血性梗塞

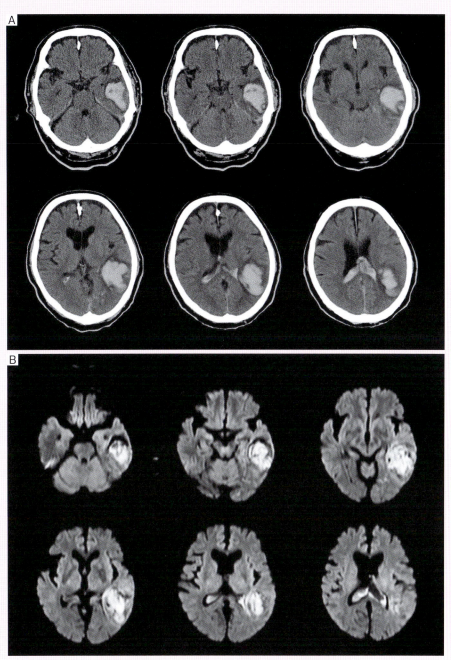

図1 症例1：80歳，男性，右利き．出血性梗塞．
左の側頭葉から頭頂葉にかけての皮質下出血と診断されて紹介されてきたが，CT（A）とMRI拡散強調画像（B）の所見は左中大脳動脈領域の出血性梗塞であった．病巣は中大脳動脈の灌流域に一致している．ウェルニッケ失語を呈した．

Chapter3. 脳出血の臨床診断

❖ 脳出血のCTとMRI
急性期脳出血の診断にはT$_2$*強調画像が有用

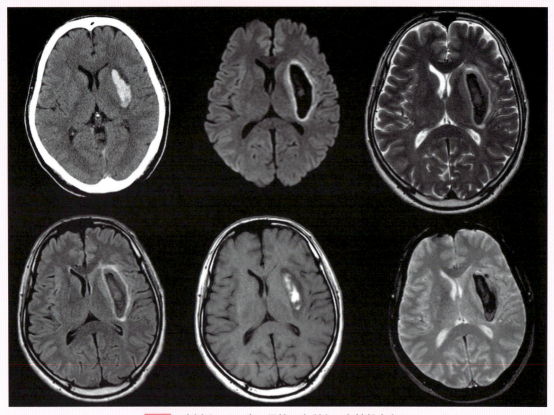

図2 症例2：51歳，男性，右利き．左被殻出血．
軽度の失語を呈した．上段左は発症当日のCT．MRIは第3病日に撮像（上段中は拡散強調画像，右はT$_2$強調画像，下段左よりフレア画像，T$_1$強調画像，T$_2$*強調画像）．

無症候性の脳出血がCTでわかることもありますが，その検索にもT$_2$*強調画像が有用です．なお，症状を有さない脳内微小出血（microbleeds）の検出にもT$_2$*強調画像が有用です．微小出血は高血圧と強い関連性を有しており，ラクナ梗塞としばしば併存しています．アミロイドアンギオパチーでも出現してきます．

撮像法により，出血からの経過時間でMR信号は変化します．しかし，ここでは割愛いたします．

3. 脳血管造影

現在，高血圧性脳出血を考えたときに，経動脈性の血管造影を実施することはなくなりました．しかし，脳出血も脳血管の病気ですから，MRアンギオグラフィーで脳動脈の状態を確認することは有用でしょう．高血圧性ではない二次性の脳出血の場合で，とくにその原因として脳血管奇形が考えられるときは，血管造影が必要となります．

4. 脳出血と脳循環代謝障害

脳出血の病態生理を考えるとき，脳内血腫によ

る脳組織の直接的な破壊とともに血腫や脳浮腫による二次的な影響が周囲の脳組織にどのように及んでいるかを知ることは重要です．とくに症候学的にその発現機序を検討しようとするときには，機能画像として脳循環代謝障害を把握することが必要と思います．せめてSPECTで脳血流障害の状態を観察したいと思う症例は多いのですが，現実的には医療費の問題もあり，積極的に実施されているわけではなさそうです．

　脳梗塞の場合，脳血管の閉塞に伴い神経心理学的症状の古典的な責任病巣に広範な障害をきたしてくることがあります．症状の発現機序は理解しやすいものがあります．一方，脳出血ではどうでしょうか．左の被殻出血で失語症が出現してくることがあります．被殻に限局した出血では，必ずしも失語症が出現してくるわけではありませんので，なぜ失語症をきたしたのかを検討するためには，機能画像からみた所見も参考にしたいものです．一般的にいえば血腫が大きくなればなるほど，症状も重症化しますので，大脳皮質にもかなりの影響があるものと推測します．実際，血腫が大きくなれば，半球性の脳循環障害も著明になってきます．あるいは，皮質下の白質にもかなりの影響が加わり言語のネットワークに何らかの影響を及ぼしているのではないかとも考えられます．種々の臨床症候の発現に，このような脳循環代謝障害が関与している可能性がありますし，実際，その発現機序に関して，古典的な皮質病巣での脳循環代謝障害の存在を指摘する報告も多いと思います．

　病巣から離れた遠隔部位での脳循環代謝の低下は，diaschisisとして知られています．一側の大脳半球の損傷による対側の小脳の脳血流代謝の低下はcrossed cerebellar diaschisisとよばれており，PETやSPECTでよく観察できる所見です．一側の大脳半球損傷により対側の小脳に脳血流代謝の障害をみるということは，大脳と脳幹，小脳を結ぶ経路の存在が示唆されます．また，脳損傷に際して遠隔部位に影響が及んでいるのではないかというremote effectを実感させる所見と思います．そのことは小脳から大脳へと向かう経路の

存在も予想されることであり，小脳の障害，あるいは，それに続く脳幹の障害が，大脳半球へ影響を及ぼし，高次脳機能に影響を及ぼす可能性を示唆することになります．小脳の障害により出現する高次脳機能障害は，cerebellar cognitive affective syndrome[5]として，最近の神経心理学のトピックスになっています．

　ただし，機能画像ですべての病態が説明できるものではありません．通常，多かれ少なかれ周囲や遠隔部位への影響は存在するはずです．影響があるからといって，常に臨床症候が出現してくるとは限りません．しかし，このような評価が高次脳機能障害の発現機序を考えるうえでヒントを与えてくれるかもしれません．そのようなデータの集積も必要であろうと考えています．

　また，種々の脳部位の損傷によって出現してくる，いわゆる前頭葉機能障害を理解するのに役立つかもしれません．前頭連合野は他の大脳皮質領域や大脳基底核，視床，視床下部，脳幹網様体，大脳辺縁系などと豊富な線維連絡を有しており，心理機能や精神機能にきわめて重要な部位と考えられます．大脳の各領域での損傷は前頭連合野に種々の影響を与えることになりますが，その評価には機能画像が有用と思います．

3　脳出血の臨床病型

　脳出血の臨床病型は被殻出血と視床出血，橋出血，小脳出血，尾状核出血，皮質下出血に分類されます．被殻出血や視床出血，尾状核出血の臨床症候については，各論で詳しく解説します．また，皮質下出血を通して高次脳機能障害学の局在診断について，各論で述べたいと思っています．

1．被殻出血

　中大脳動脈の水平部からは数本の穿通枝が分岐しており，外側線条体動脈やレンズ核線条体動脈とよばれています．微小動脈瘤の好発部位であり，その破綻により被殻を中心とした大脳基底核部から深部の大脳白質へと拡がる脳出血を生じます．臨床的には被殻出血とよばれています．主と

して大脳基底核部や内包，放線冠が障害されます．

血腫の進展部位は各症例によりさまざまです．臨床症状は血腫の部位と大きさに関連してきます．神経症候としては対側の片麻痺と感覚障害が中核症状となります．血腫の拡がりによっては，意識障害や病巣側を向く水平性の共同偏倚，脳ヘルニア徴候などが加わってきます．なお，中等大以上の出血では，左半球であれば失語症を，右半球であれば左半側空間無視を中心として無視症候群を生じてくることでしょう．詳しくはChapter 5「被殻出血と高次脳機能障害」で解説します．また，Chapter 11「両側性の脳出血と高次脳機能障害」で両側性被殻出血による高次の聴覚性認知障害を論じたいと思います．

2．視床出血

視床を灌流する穿通枝は，通常，視床灰白隆起動脈と傍正中視床動脈，視床膝状体動脈，後脈絡叢動脈に分類されています．いくつかの穿通枝領域を巻きこむような大きな出血になることもありますが，視床出血の臨床を考えるときは，どの穿通枝から出血したかを考える習慣をつけたらよいと思います．視床出血といっても内側部の出血か外側部の出血かでは，大きな差異が出てきます．

視床灰白隆起動脈と傍正中視床動脈は内側部を灌流しています．これらの穿通枝領域に限局した病巣では，発動性の低下や意識の障害，純粋健忘などが主徴になります．純粋健忘は原則的には左の損傷による症候と思います．なお，左の損傷では失語症をみることもあります．外側部にある視床膝状体動脈からの出血では，中核症状は対側の片麻痺と感覚障害でしょう．大きくなれば左では失語症，右では半側空間無視を中心とした無視症候群が出現します．視床の背側へと進展する後脈絡叢動脈からの大きな出血も同様の症候を呈すると思います．詳しくは，Chapter 6「視床出血と高次脳機能障害」で論じることにします．

3．橋出血

椎骨脳底動脈系から脳幹や小脳へと分岐する動脈は傍正中枝と短回旋枝，長回旋枝より成ります．長回旋枝は下方から後下小脳動脈，前下小脳動脈，上小脳動脈とよばれ，小脳へと灌流しますが，脳幹の外側部も栄養します．

大きな橋出血は劇症脳卒中の代表とされてきました．四肢麻痺や意識障害で発症し，血圧の上昇や過高熱，縮瞳（pin-point pupil）を呈し，急速な致死的経過をとる症例も多いようです．しかし，必ずしも致死的経過をとらない橋出血も存在し，画像診断により予後良好な軽症橋出血も診断できるようになりました．

橋出血では運動障害（片麻痺や四肢麻痺）や感覚障害，協調運動障害，脳神経症状，眼症状などが目立ってきます．

橋出血にみられる高次脳機能障害としては幻覚をあげておきたいと思います．脳脚幻覚症は大脳脚の病変にみられる幻覚症で，主に幻視を訴えます．大脳脚は中脳に存在しますから脳脚幻覚症は中脳幻覚症ともよばれています．しかし，中脳に限局した病巣のみで幻覚が出現してくるかどうかは不明です．脳幹障害による幻覚は橋出血でよく出現してくることが知られています[6]．なお，橋出血による幻触の症例も報告されています[7]．長崎北病院で診察する機会をいただきました幻触を呈した症例（症例3）のMRI $T_2{}^*$強調画像を図3に示します[8]．脳橋の右側優位に傍正中部で被蓋部へと進展した橋出血を認めました．きわめて奇妙な訴えで，身体を覆う異常な生物が左右に存在しているとのことで，それはやがて具体化しアンドロイドと述べています．幻視も伴っていました．

なお，脳幹の損傷により同側の前頭葉に二次的な脳血流代謝の低下を引き起こすことがあります．小脳損傷で認められるようなdiaschisisによる高次脳機能障害が出現してくる可能性があります．

4．小脳出血

回転性めまいや悪心，嘔吐で発症し，起立や歩行が困難となってきます．大出血では急速に昏睡に陥り予後は不良な症例もあります．限局性の小脳出血では，協調運動障害を主徴としてきます．小脳半球の出血では病巣側の上下肢の失調（limb

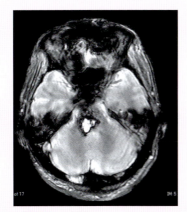

❖ 幻視や幻触を呈した橋出血

図3 症例3：54歳，男性，右利き．橋出血．
MRI T$_2$*強調画像．左の片麻痺や感覚障害に加え幻視や幻触を呈した．

ataxia）が，小脳虫部の障害では躯幹の失調（truncal ataxia）が目立ってきます．構音障害は失調性です．以上が，小脳出血の臨床のイメージですが，重症例は救命も目的に血腫除去術が行われます．

　通常，高次脳機能障害は出現してこないと思うのですが，小脳の障害により出現してくる高次脳機能障害は，cerebellar cognitive affective syndrome[5]として，最近のトピックスになっています．PETの導入により，大脳半球損傷によるcrossed cerebellar diaschisisの存在を可視化することができるようになりました．一側の大脳半球損傷による対側の小脳の脳血流代謝の障害をみますと，大脳と脳幹，小脳を結ぶ経路の存在が示唆されます．脳損傷に際して遠隔部位に影響が及んでいるのではないかというremote effectを実感させる所見と思います．当然，小脳から大脳へと向かう経路の存在も予想されることであり，小脳の障害，あるいは，それに続く脳幹の障害により，高次脳機能に影響を及ぼす可能性も考慮されることになります．

　小脳や脳幹の病巣を有する症例で高次脳機能に障害をきたす症例の報告がよくみられるようになってきました．大沢の総説にも[9]，右小脳半球病巣により言語機能に障害をきたした症例や，左小脳半球損傷により視空間認知障害をきたした症例，あるいは，注意機能の障害や遂行機能障害を呈した症例が紹介されています．その発現機序について今後の検討が必要とは思いますが，注目すべき現象と思っています．臨床の現場でも，小脳や脳幹の血管障害で，発症後に高次脳機能面に障害をきたしたのではないかと考えさせるような症例を経験したこともあります．SPECTを撮ると，対側の前頭葉を中心とした大脳半球に血流の低下をきたした症例もありました．しかし，血流が低下していたとしても，なんら高次脳機能障害をきたさない症例もありますし，高次脳機能障害の発現機序を血流低下のみで論じることにも困難は多いと思っています．図4に長崎北病院の症例（症例4）のMRI T$_2$*強調画像（図4-A）とSPECT（図4-B）を紹介します．右の小脳出血による右小脳の血流低下とともに左大脳半球では前頭葉を中心に脳血流の減少が観察されています．しかし，本例では目立った高次脳機能の障害は認めませんでした．

　小脳や脳幹と大脳のネットワークを論じるのであれば，小脳や脳幹に限局した病巣を有する症例を対象として，急性期の病態が他の領域に及ぼす影響が少なく，かつ，発症前の知的機能に問題はないと考えられる連続例を用いて，機能的評価を加えながら高次脳機能への影響を検討する必要があるのではないかと考えます．

5．尾状核出血

　尾状核は前大脳動脈と中大脳動脈の穿通枝により灌流されています．通常，尾状核出血は中大脳動脈の穿通枝である外側線条体動脈が灌流する尾状核頭部で出血し脳室へと穿破します．なお，大きくなれば周囲にある被殻や内包，放線冠へと進展することがあります．

　尾状核出血では要素的な運動や感覚の障害に乏しく，頭痛や嘔吐，項部強直などの髄膜刺激症状が前景に出てくることも多いように思いますが，周囲へと進展すれば，運動や感覚の障害，失語症，

❖ 小脳出血のMRIとSPECT

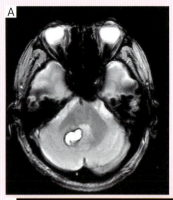

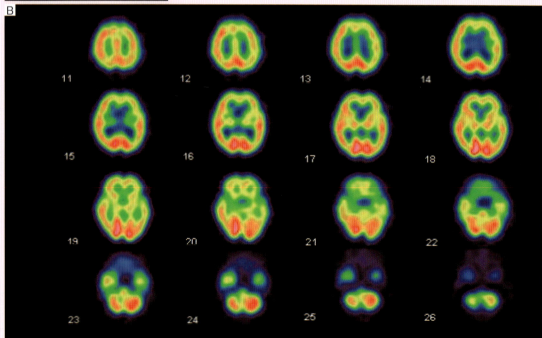

図4 症例4：67歳，男性，右利き．小脳出血．
MRI T$_2$*強調画像（A）とSPECT（B）．めまいと嘔吐で発症，右上下肢の小脳失調や失調性構音障害を認めた．右の小脳出血に伴い左大脳半球では前頭葉を中心に脳血流の減少が観察された．本例では明らかな高次脳機能障害は認めなかった．

半側空間無視を生じることもあります．

　尾状核出血に伴う高次脳機能障害としては，発動性低下や過傾眠に加え，純粋健忘や前頭葉機能障害などが注目されます．詳しくは，Chapter 7「尾状核出血と高次脳機能障害」で論じることにします．

6. 皮質下出血

　出現する神経症候は出血の部位や大きさによって左右されることになりますので，個々の症例で異なってきます．皮質下出血に特有な症候があるわけではありませんので，皮質下出血であれば，左側か，右側か，部位は前頭葉か，側頭葉か，頭

頂葉か，後頭葉か，二葉，三葉にわたるかを，はっきりさせることが必要です．

しばしば，脳塞栓症による血管閉塞症候群と区別できないような高次脳機能障害を呈してきます．しかし，皮質下出血の病巣は，脳塞栓症と違って脳動脈の灌流域に一致するとは限りません．大脳の皮質症候の局在診断を考えるとき，脳塞栓症とは違った重要な所見を提供してくることもあります．Chapter 8～10 にかけて，皮質下出血からみた高次脳機能障害学の局在診断について論じることにします．

文　献

1) 平井俊策：脳血管障害の内外分類史と現分類．日本臨床 51（増）：7-15，1993
2) 高松和弘，福嶋朋子，下江　豊，他：脳卒中の病型別にみた初発神経症状の頻度．小林祥泰編：脳卒中データバンク 2015．中山書店，東京，pp26-27，2015
3) Fujii Y, Tanaka R, Takeuchi S, et al.：Hematoma enlargement in spontaneous intracerebral hemorrhage. J Neurosurg **80**：51-57, 1994
4) Yamaguchi K, Uemura K, Takahashi H：An angiographic study of sequential changes in hypertensive intaracerebral hemorrhage. Br J Radiol **46**：125-130, 1973
5) Schmahmann JD, Sherman JC：The cerebellar cognitive affective syndrome. Brain **121**：561-579, 1998
6) 中島健二：脳幹障害と幻覚．神経進歩 **30**：372-379，1986
7) 橋本洋一郎，木村和美，米原敏郎，他：長期持続する幻触を呈した橋出血の 1 例．臨床神経 **35**：286-289，1995
8) 山田麻和，佐藤秀代，佐藤　聡，他：橋出血後に幻視と幻触を呈した一症例．第 38 回 日本高次脳機能障害総会講演抄録．p168，2014
9) 大沢愛子：病変部位の特徴．小脳・脳幹．平山惠造，田川皓一 編：脳血管障害と神経心理学（第 2 版）．医学書院，東京，pp397-403，2013

Chapter 4

脳出血における高次脳機能障害の発現機序

脳梗塞と対比させながら脳出血における高次脳機能障害の発現機序を考えてみたいと思います。脳梗塞の場合は閉塞血管症候群として，動脈ごとに，あるいは動脈群ごとに症候を考えていくと責任病巣との関連性について理解しやすくなります。しかし，このようなイメージで語れるのは，主として塞栓性の脳動脈の閉塞の場合と考えます。アテローム血栓性脳梗塞で動脈硬化性に脳動脈が徐々に閉塞していくと，梗塞巣は側副血行路の発達により左右されますので，梗塞巣の拡がりは塞栓症ほど単純にはいかないと思います。主幹動脈のアテローム血栓性脳梗塞のひとつのパターンに境界域（分水嶺）梗塞がありますが，この場合，形態画像でみる梗塞巣の拡がり以上に，半球性に脳機能の低下部位が拡がっていることもあります。形態画像でみる梗塞巣のみが症候の発現に関与しているとはいえないこともあるわけです。

一方，脳出血の病巣部位は，出血源となった動脈を中心に存在します。いわば空間占拠性の病巣（space occupying lesion）です。血腫の大きさもまちまちですし，出血の進展方向も同じとは限りません。被殻出血は被殻部に限局している場合は目立った症候は呈してこないと思います。しかし，大きな出血では周囲の脳組織への影響も出てきますので，高次脳機能障害が出現してくることになります。視床出血では視床そのものの損傷による，種々の高次脳機能障害が出現してくることがあります。視床外側部の大きな出血では，脳組織の二次的な影響による高次脳機能障害も出現してくると思われます。皮質下出血では典型的な大脳皮質症状としての高次脳機能障害が出現してくることがあり，大脳の機能局在を考えるうえで貴重な情報が得られることがあります。しかし，な

にも血管支配にしたがった分布をとるわけではありません。

1）脳梗塞の高次脳機能障害の発現機序を考える

臨床の場でよく脳梗塞とよばれていますが，脳梗塞には多種多様な病態があります。発症機序からみますと，脳梗塞は血栓性と塞栓性，血行力学性の3型に分類されます。血栓性の脳梗塞は動脈硬化症を基盤として脳動脈が閉塞することによって発現してきます。塞栓性の脳梗塞は栓子により脳動脈が閉塞することによって生じます。血行力学性の脳梗塞は脳動脈の主幹部に重度の狭窄や閉塞があるときに，脳灌流圧が高度に低下した場合に生じます。

脳梗塞の臨床的カテゴリーは，動脈硬化に基づくアテローム血栓性脳梗塞と心原性脳塞栓，ラクナ梗塞に分類されます。病態や治療を考えるうえでは，臨床的カテゴリーを明確にしておく必要があると思いますが，分類不能の脳梗塞とされる場合も多いようです。

このように脳梗塞といっても多様な病態生理を示しますので，高次脳機能障害の発現機序を考えるためには，脳梗塞の発症機序や臨床的カテゴリーを把握する必要がでてきます。

本章では，脳梗塞では失語症を対象として高次脳機能障害の発現機序を考えてみます。脳塞栓症では心原性脳塞栓による内頸動脈や中大脳動脈の主幹部の閉塞をイメージしています。アテローム血栓性脳梗塞では内頸動脈の閉塞による境界域梗塞をイメージしています。脳出血の各型の高次脳機能障害の発現機序については，各論で詳しく触

れたいと思っています.

なお,臨床の場でラクナ梗塞という診断をよくみかけることと思います.ラクナ梗塞は大脳の深部の小さな穿通動脈領域に生じる小病巣の臨床病型として使用されています.高次脳機能障害についてみますと,一個の小梗塞で失語症や半側空間無視を生じるとは考えにくいと思います.しかし,特殊な部位の穿通枝梗塞であれば臨床的意義を有することもあるかと思います.例えば,視床の小梗塞でPapezの回路が障害されると記憶障害を引き起こすかもしれません.

1. 脳塞栓症

心原性脳塞栓は心原性,ないしは卵円孔開存に代表されるような左右の心臓シャントを介しての経心性の塞栓によって脳動脈が閉塞した場合のことをいいます.なお,大動脈の壁在血栓や内頸動脈の狭窄部位に生じた血栓を原因とする動脈原性塞栓は塞栓性の機序ですが,臨床カテゴリーはアテローム血栓性脳梗塞になります.アテローム血栓性脳塞栓とよばれることもあります.

ここでは脳塞栓症による失語症の発現機序を考えてみます.皮質枝領域に梗塞を生じるのは,なにも脳塞栓症に限ったものではありません.また,小さな栓子であれば,大脳基底核部や白質部に小塞栓を生じますし,それが多発することもあります.したがって,脳塞栓症だからといって,なにも大きな脳動脈の基幹部や皮質枝の起始部が閉塞するとも限りませんが,大脳皮質部を含む広範な脳梗塞の症候学を考えるには,そのモデルとして脳塞栓症が最も好都合と考えています.

ブローカ領野は左の下前頭回後部の前頭弁蓋部や三角部にあり,前方言語野ともよばれています.ウェルニッケ領野は左の上側頭回の後半部に存在しており,角回や縁上回を含めて後方言語野とよばれています.ブローカ失語にみられる非流暢性の発語の障害は,失構音(アナルトリー)や発語失行とよばれ責任病巣は左の中心前回に求められています.

中大脳動脈の皮質枝の梗塞と失語症のタイプとの関係を考えてみます.ブローカ失語が出現する

ためには,ブローカ領域と左の中心前回が同時に障害されることが必要です.前頭弁蓋部や三角部は主として前前頭動脈や前中心溝動脈が灌流しています.中心前回は主として中心溝動脈が灌流します.したがって,ブローカ失語は左の前前頭動脈や前中心溝動脈,中心溝動脈を中心とする領域が同時に障害されることにより発症します.代表例として症例1のMRIを図1に示します.

左の前前頭動脈と前中心溝動脈領域の梗塞では,梗塞巣はブローカ領野を中心に拡がり,中心前回に病巣をみることはありませんので,発語は非流暢とはならず超皮質性感覚性失語を呈してきます[1,2].代表例として症例2のMRIを図2に示しています.一方,左の中心溝動脈領域の損傷で中心前回が障害されますと,純粋語唖が出現してきます.

中大脳動脈の各皮質枝が単独に閉塞することもありますが,複数の皮質枝領域に拡がる梗塞巣をみることもあります.脳塞栓症の病態を理解するために,ウェルニッケ失語の症例で複数の皮質枝にまたがる梗塞について考えてみたいと思います.中大脳動脈の主要な分枝は二分岐することもあれば,三分岐することもあります.通常,二分岐が多く,その場合,上方へのグループと下方へのグループを分けることができます.どのように分岐するかは,バリエーションがありますので個々人で異なりますが,仮に側頭葉への諸分枝と頭頂葉への後頭頂動脈や角回動脈が下方のグループを形成しているとしますと,その左の根幹部での閉塞で側副血行路の発達が悪ければウェルニッケ領野を含み側頭葉,頭頂葉に広範な梗塞を生じることになります.この場合,ウェルニッケ失語は重度になります.代表例として症例3のMRIを図3に供覧します.

2. アテローム血栓性脳梗塞

アテローム血栓性脳梗塞による脳血管閉塞は頭蓋外や頭蓋内の大血管の動脈硬化性病変を基盤として生じます.アテローム硬化を基盤にして脳梗塞が起こる過程は大きく二つに分けることができます.第1のメカニズムとしては,動脈硬化性プ

Chapter4. 脳出血における高次脳機能障害の発現機序

❖ 重度のブローカ失語を呈した症例

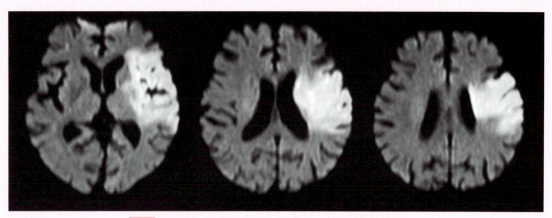

図1 症例1：89歳，女性，右利き．左内頸動脈閉塞症．
MRI拡散強調画像．左の前前頭動脈や前中心溝動脈，中心溝動脈が灌流するブローカ領野や中心前回を含む領域に梗塞をみる．右の片麻痺や感覚鈍麻とともにブローカ失語を呈した．

❖ ブローカ領野を中心とした梗塞で超皮質性感覚性失語を呈した症例

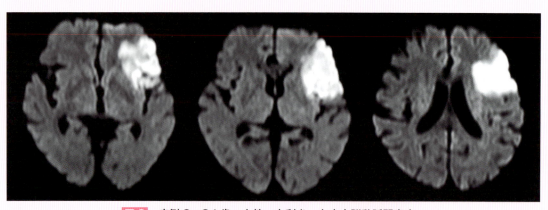

図2 症例2：84歳，女性，右利き．左中大脳動脈閉塞症．
MRI拡散強調画像．左の前前頭動脈や前中心溝動脈が灌流するブローカ領野から中前頭回にかけての梗塞をみる．ブローカ領野に限局した病巣ではブローカ失語を呈してこない．超皮質性感覚性失語を呈した．書字の障害は重度．四肢の運動や感覚に障害はない．

ラークが大きくなって血管内腔を閉塞してしまい脳梗塞を生じることが考えられます．第2のメカニズムとしては，血栓やプラークの断片が塞栓源となり脳塞栓を生じる場合があり，動脈原性脳塞栓とよばれています．梗塞巣の発現機序はあくまで塞栓性です．

第1のメカニズムはこれまで脳血栓症とよばれていた病態です．血管の閉塞や狭窄が徐々に進行しますと，梗塞巣は側副血行路の発達の程度によりさまざまな分布を示すことになります．もちろ

4-1 脳梗塞の高次脳機能障害の発現機序を考える

❖ 重度のウェルニッケ失語を呈した症例

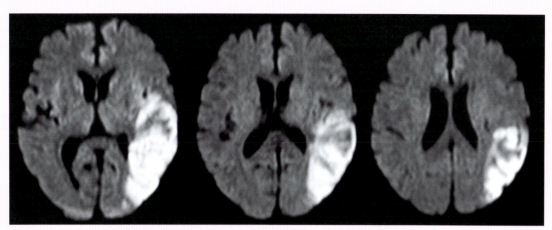

図3 症例3：64歳，男性，右利き．左中大脳動脈閉塞症．
MRI拡散強調画像．左の後側頭動脈や角回動脈などが灌流するウェルニッケ領野を含む側頭葉から頭頂葉にかけての梗塞をみる．ウェルニッケ失語を呈した．四肢の運動麻痺は認めない．

ん，アテローム血栓性脳梗塞でも単独の皮質枝領域や複数の皮質枝領域に梗塞を認めることがあります．しかし，いきなり脳動脈が閉塞し側副血行路の発達が不良な領域に急性に梗塞巣を生じる脳塞栓症とは，その病態は異なるものと思います．

主幹動脈の血栓性閉塞，とくに内頸動脈閉塞症において出現する特徴ある梗塞所見は境界域梗塞です．内頸動脈が閉塞しても，側副血行路により脳血流が維持されるようであれば，症状を呈することもないと思われます．偶然の機会に発見される無症候性の内頸動脈閉塞症もよく経験するところです．通常，中大脳動脈の各皮質枝は，後大脳動脈や前大脳動脈の皮質枝とは豊富な吻合を有しています．この脳表を介する吻合はleptomeningeal anastomosis（軟膜吻合）とよばれています．各大脳動脈の境界域に出現する梗塞が境界域梗塞です．一般的には分水嶺梗塞とよばれています．この境界域領域に出現する梗塞による症状を理解することは，アテローム血栓性脳梗塞の病態を理解するうえで重要ですので，ここで紹介することにします．やはり失語症の症例で解説したいと思います．

脳血管の灌流域の図譜をみますと，前大脳動脈領域と中大脳動脈領域，前大脳動脈領域と後大脳動脈領域，中大脳動脈領域と後大脳動脈領域はシャープに境界されているように描かれています．大まかな動脈の支配領域は決まっているわけですが，その支配領域は各大脳動脈の灌流圧の差異により，個人間で微妙に差異があるはずです．前大脳動脈と中大脳動脈について考えてみますと，中大脳動脈の灌流圧が優れば，その灌流域は前大脳動脈領域へと拡がり，前大脳動脈の灌流圧が優れば，その灌流域は中大脳動脈領域へと拡がるわけです．

境界域梗塞は表層型と深部型の境界域梗塞に分類することができます．表層型の境界域梗塞は前方部と後方部の境界域梗塞に分けることができます．両領域に梗塞をみることもあります．前方部の境界域梗塞では前大脳動脈と中大脳動脈の境界域の前頭葉に梗塞が出現してきます．左の病巣では超皮質性運動性失語を呈することがあります．後方部の境界域梗塞では中大脳動脈と後大脳動脈の境界域に梗塞が認められます．この領域は側頭葉，頭頂葉，後頭葉の接合部に相当し，超皮質性

感覚性失語をみることがあります．前方部と後方部の境界域がともに梗塞に陥れば左の病巣では超皮質性混合性失語が出現してくることがあります．ただし，CTやMRIにより境界域に梗塞があるからといって，失語症が必ず出現してくるというわけではありません．失語症が出現するには，それなりの病態が存在するはずです．

内頸動脈閉塞症により後方部の境界域梗塞をきたし超皮質性感覚性失語を呈した症例の画像を供覧します（症例4，**図4**）．

表層型の境界域梗塞は分水嶺梗塞（watershed infarction）ともよばれています．臨床の場では，こちらの方が繁用されているようです．分水界とは異なる水系の境界を指していますが，山岳部では稜線と一致することから分水嶺ともよばれています．脳表を介する皮質動脈の吻合は双方向性に働くことを考えますと，この領域を分水嶺に見立てるのには，いささか抵抗もあるわけですが，主幹動脈の閉塞により側副血行路で血流が確保されているときに，最も灌流圧の低下の影響を受けやすい遠い部位をこの稜線部とし，この部位に生じた梗塞を分水嶺梗塞とよんでいると理解したいと思います．

MRI画像上梗塞を認める領域は，内頸動脈閉塞により生じた中大脳動脈と後大脳動脈との境界域になります．その部位は最も灌流圧が低下した部位，すなわち重度の虚血により梗塞に至った部位になります．まさに中大脳動脈と後大脳動脈の分水嶺に梗塞をきたした状態になるわけですが，分水嶺を形成する山の本体を全体的にみつめながら，その8合目や5合目，3合目近くは，また麓の方はどのような乏血状態にあるかを想像することが必要と思います．おそらく麓の乏血状態はないか，あっても軽度でしょうが，3合目，5合目，8合目と頂上に近づくにつれ乏血状態が高度になってくると想像できるわけです．そして頂上部は形態学的変化を起こすほどに血流が低下していることになります．このような機能障害はPETやSPECTで描出することができるわけで，形態学的病巣が検出できなくとも，脳血流や脳代謝が障害されている部分があることを確認することが

できます．脳血流が50％以上減少しても，画像で梗塞巣として観察することができるような形態学的変化は生じていないように思います．

本例はウェルニッケ領野の周辺部に脳血流代謝の障害を有するために超皮質性感覚性失語を呈したと考えています．境界域に梗塞があるからといって，失語症が必ず出現してくるというわけではない理由も理解できると思います．

なお，深部型の境界域梗塞は大脳の深部白質に出現してきます．通常，中大脳動脈からの穿通枝である外側線条体動脈と皮質枝の最末梢部である髄質動脈の境界域に相当します．この深部型の境界域梗塞は，脳表を介する吻合とは異なりますので分水嶺梗塞ではありません．左半球の深部型境界域梗塞が常に失語症を呈するわけではありませんが，ときには重症の全失語や超皮質性混合性失語を呈することもあります．この場合，形態画像では大脳皮質の病巣は目立ちませんが，機能画像では広範な脳血流代謝の障害を呈していることと思います．

2 脳出血の高次脳機能障害の発現機序を考える

脳出血の臨床型別に失語症の発現機序を考えてみたいと思います．脳出血は脳内血腫ともよばれていますように，脳内で血腫を形成します．ある脳部位が血腫により直接，障害されますと，その部位の神経脱落症候が出現してきます．

皮質下出血でみられる失語症は，この直接の損傷により出現してくる可能性があります．もちろん，皮質下出血でも，言語に関与する領域に間接的な影響が及ぶことにより症候の発現をみることもあります．一方，被殻出血にみられる失語症の発現には，言語領野の直接的な破壊よりも血腫による間接的な影響が関与している可能性が高いと考えます．視床出血による失語症の発現機序はどう考えたらよいでしょうか．限局性の視床梗塞で失語症を呈することがありますので，出血による視床そのものの損傷により失語症が出現している可能性があります．しかし，視床の外側部を中心

❖ 後方部の表層性境界域梗塞により超皮質性感覚性失語を呈した症例

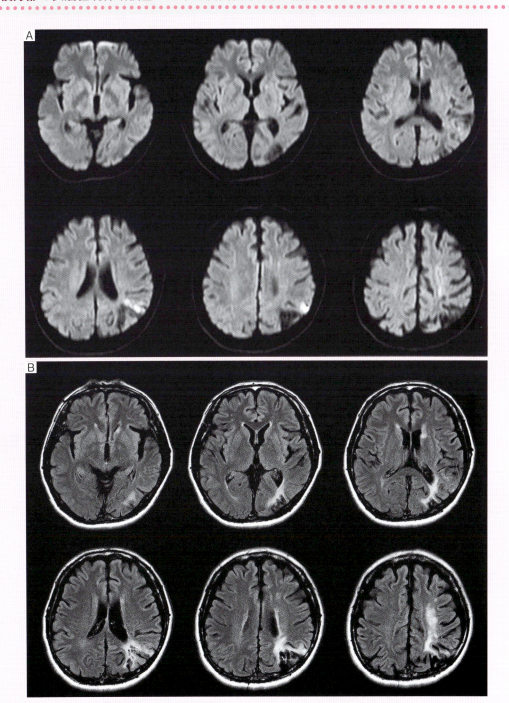

図 4-1 症例4：54歳，男性，右利き．左内頸動脈閉塞症．
（MRI 拡散強調画像（A）とフレア画像（B）．解説は図4-2参照）

Chapter4. 脳出血における高次脳機能障害の発現機序

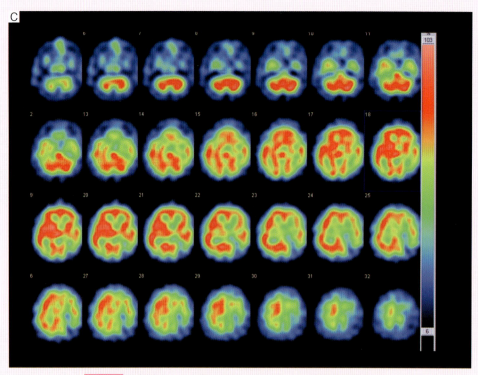

図4-2 症例4：54歳，男性，右利き．左内頸動脈閉塞症．
表層型の後方部の境界域梗塞．超皮質性感覚性失語を呈した．MRI拡散強調画像（A）とフレア画像（B）で後方部の境界域梗塞をみる．新鮮梗塞の所見とともに，無症候性に経過した陳旧性の梗塞巣も認める．SPECT（C）にて，側頭頭頂葉後部を中心に左半球に広範な脳血流の低下を認めた．

とする出血例で失語症をみるときには，間接的な影響が言語野に及んでいるのではないかとする考えが有力です．

1．被殻出血

　PETやSPECTによる機能画像の特徴は[3]，血腫部位ではあたかもその部分を打ち抜いたような脳循環，ないしは脳代謝の欠損像だと思います．血腫周辺部の虚血帯は狭く，その領域はほぼCT上の浮腫の領域までした．しかし，血腫が大きくなると周囲に二次的な影響を与えることになります．30年も前になりますが秋田県立脳血管研究センターで脳循環代謝を測定していたころの症例（症例5）のCTとPETを図5に供覧します．しかし，失語症の症例ではありません．この52歳の男性は右の被殻出血で，左の片麻痺や感覚鈍麻を呈していました．左の半側空間無視はそれほど目立ちませんでした．PETでみると上段の脳血流も下段の脳代謝消費量も血腫部位で欠損し，その周囲に脳血流代謝の低下を認めました．^{15}O-steady state法での脳循環代謝測定は長時間を必要としますので，脳出血の急性期における測定はなかなかの困難を伴います．唯一手元に残る思い出の脳出血例です．

　血腫周辺部の虚血帯はCTやMRIで観察することができます．症例6は65歳の右利きの女性で，左の片麻痺や感覚鈍麻を呈しています．左半側空間無視を認めますが，それほど目立つものではありませんでした．CTとMRIを図6に示します．CTで血腫周囲の脳浮腫はX線低吸収域として認めます．MRIのT_2強調画像では高信号域として観察することができます．血腫の大きさに

4-2 脳出血の高次脳機能障害の発現機序を考える

❖ 被殻出血のCTとポジトロンCT

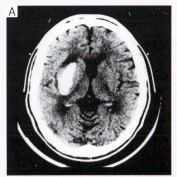

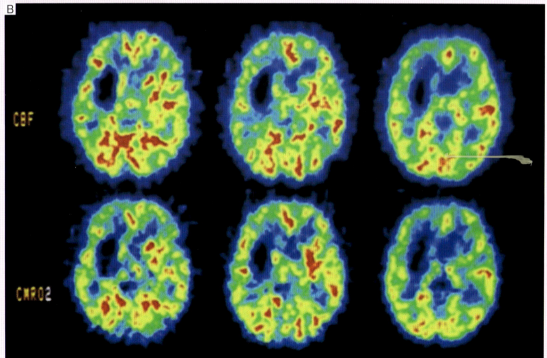

図5 症例5：52歳，男性，右利き．右被殻出血．
CT（A）とPET（B，上段：脳血流量，下段：脳酸素消費量）．脳機能画像で血腫の周囲への影響を観察する．PETにて脳血流代謝をみると，血腫部の欠損像と血腫周囲における減少をみる．

脳浮腫の状態を加味して周囲の影響を推測することになります．脳塞栓では脳動脈灌流域に一致した脳血流代謝の低下を認めます．むろん梗塞巣の大きさ次第では周囲への二次的な影響も加わることと思います．アテローム血栓性脳梗塞では主幹動脈閉塞による境界域梗塞の症例（症例4）の SPECT（図4-2）を紹介しましたが，形態画像でみる梗塞巣に加え周囲の大脳半球に脳循環代謝の低下を引き起こすことが症候の発現に関与してくるものと考えました．脳出血の脳循環代謝からみた病態生理は脳梗塞のそれとはかなり異なっていることがわかります．瘢痕期の被殻出血は急性

41

Chapter4. 脳出血における高次脳機能障害の発現機序

❖ 被殻出血のCTとMRI

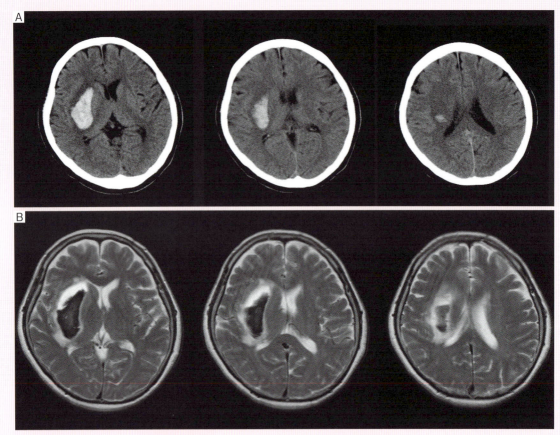

図6　症例6：65歳，女性，右利き．右被殻出血．
血腫周囲の脳浮腫はCT（A）では低吸収域として，MRIフレア画像（B）では高信号域として観察できる．血腫の大きさや脳浮腫の程度から周囲への影響を推測する．

期の画像と比較すると，CT上かなり小さなスリット状の組織欠損を残すのみである事実とよく一致しているように思います．被殻出血の症例で出現する高次脳機能障害の発現機序を考えるときは，いつも形態画像から機能画像を想像しています．

　左の被殻に出血があれば，いつも失語症が出現してくるわけではありません．出血が被殻に限局していれば，失語症は認めません．運動や感覚の障害も出現しないかもしれません．無症候性に経過したと思われる被殻出血も，画像上よくみかけるものです．被殻の限局性病巣で失語症が出現してこないということは，被殻そのものの言語に及ぼす影響はそれほどでもないことを意味しているのでしょう．しかし，被殻が全く言語機能に関係ないかといえば，そう断定することもできないでしょう．大脳基底核や視床は前頭葉と密接な関連を有していますし，大脳半球の他の部位とも関連を有するはずです．ヒトの言語活動は言語領野のみが担っているわけではありません．言語領野と大脳皮質や皮質下の諸領域には多くの回路が形成されていますので，大脳基底核を含め多くの部位

❖ ブローカ失語を呈した左被殻出血の症例

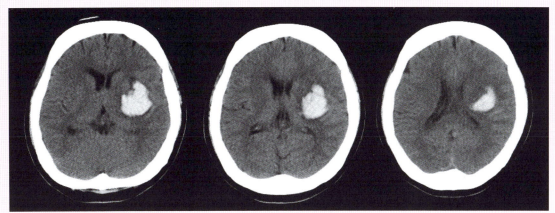

図7 症例7:59歳,女性,右利き.左被殻出血.
CT.中等度のブローカ失語を呈した.

が言語機能に関与していると考えられます．さらには，右の大脳半球を含めた脳全体により言語活動が営まれていると考えるべきであろうと思います．

被殻出血による失語症の発現機序を考えてみたいと思います．一般的にいえば，左の被殻出血ではその大きさに応じて，種々の重症度やタイプの失語症を呈してくると思います．小さければ出現してこないかもしれないし，大きくなれば重度の失語症を呈してきます．被殻出血と失語症についてはChapter 5で詳しく述べたいと思いますので，イメージ画像として図7に症例7のCTを紹介しておきます．本症例は59歳，右利きの女性で，右の片麻痺や感覚鈍麻とともに中等度のブローカ失語を呈していました．血腫量は約18 mLでした．

血腫量で大中小の3群に分け重症度を検討した場合，原則，大きくなればなるほど運動や感覚の障害も，失語症も重度になります．しかし，血腫の進展方向も症候に影響するでしょうし，個々の症例で重症度は多少とも異なります．予想以上に軽度であれば，あるいは重度であれば，大脳の優位性も含めてそれなりの理由が存在するはずと思

います．

大出血であれば被殻出血の機能予後は不良です．場合によっては致死的な経過をとることもありますし，救命のための手術が必要なこともあります．このようなときの失語症は重度です．発語も聴理解も障害された全失語を呈してくることもあります．言語領野に重大な影響が及んでいるものと推測できます．このような全失語例を除きますと，左の被殻出血による失語症は，原則的には，非流暢型のブローカ失語を呈してくるものと思っています．ブローカ失語の様相を呈することが多いということは，左の被殻出血ではウェルニッケ領野よりもブローカ領野や中心前回に二次的な影響を与えることが多いことを意味しているのでしょう．血腫量が多くなればなるほど，その影響は強くなるはずです．事実，このような出血例で言語領野の脳循環代謝に影響を与えることが失語症の発現に大きく関与しているとする多くの報告があります[4,5,6]．

大きな被殻出血にみられる失語症の予後は不良と思いますが，その後の改善過程は言語野への影響の強さが関与してくるものと考えます．臨床経過とともに失語症に改善をみることもしばしばで

す．以前に失語症があったとは思えないような状態に回復することもあります．前にも述べましたが，被殻に限局した出血では，原則的に失語症を認めないと思います．そう大きくない出血では軽症の失語症にとどまることがあります．発話は流暢で，いわば健忘性失語と診断するような軽症失語の状態です．このような症例が存在することを考えますと，被殻出血による失語症は，原則としてブローカ失語といいましたが，当初からブローカ失語を呈する症例ばかりではないということになります．あるいは，当初ブローカ失語を呈していても，経過とともに失語症のタイプが変化していくことも予想されます．

　ブローカ失語の改善過程を考えてみます．まず，復唱が改善していくと超皮質性運動性失語の様相を呈してくることでしょう．さらに非流暢性の発語が改善していくと，やがて健忘性失語へと移行することと思います．この間，超皮質性感覚性失語の様相を呈することもあるかもしれません．すなわちブローカ失語の経過中には種々の失語症のタイプを生じうるということになります．軽症の健忘性失語で発症しうるということは，条件によっては超皮質性運動性失語でも超皮質性感覚性失語でも出現しうるということだと思います．周囲への二次的な影響ということで考えるならば，流暢性の失語症への移行は左の中心前回への影響が消退していったということでしょうし，超皮質性感覚性失語を呈したのであれば，ブローカ領野への限局した影響が存在したということでしょう．

　大脳基底核領域や深部白質の病巣により失語症を呈する症例があり，線条体失語ともよばれています．皮質下性失語の一型と考えられます．中大脳動脈からの穿通枝である外側線条体動脈領域の梗塞，いわゆる線条体内包梗塞でも失語症が出現してくることがあり，これも線条体失語の概念で語られています．この場合も失語症のタイプとしては，ブローカ失語のこともあれば，超皮質性運動性失語や超皮質性感覚性失語，健忘性失語を呈することもあります．すなわち，線条体内包梗塞とともに周囲の言語領野にどのような障害を伴っ

たか，あるいは，いかなる影響が及んだかということで失語症のタイプや重症度が異なってくるものと考えています．換言すれば，線条体失語や皮質下性失語は，脳塞栓症で出現してくる血管閉塞症候群としてのブローカ失語やウェルニッケ失語などの典型的な失語症と比較すると，非典型的なものであると考えられます．

2．視床出血

　視床出血と高次脳機能障害については，各論でも触れたいと思います．多少の重複をご容赦ください．視床梗塞の臨床と対比させ，視床出血による失語症の発現機序を考えてみたいと思います．

　視床の血管症候群は視床梗塞を4群に分類し解説されることが多いようです．Schmahmann[7]の総説を要約してみます．

　①Tuberothalamic infarcts：視床灰白隆起動脈（thalamotuberal artery）の閉塞により，視床の内側前部に梗塞を生じてきます．よく観察される症候は，覚醒の障害（過傾眠），無為や意欲低下（apathyやabulia），記憶障害などと思いますが，見当識障害や性格変化，遂行機能障害などの前頭葉症状や，左の障害では失語症が，右の障害では半側空間無視が出現することがあります．

　②Paramedian thalamic infarcts：傍正中視床動脈（paramedian thalamic artery，視床穿通動脈）領域の梗塞です．本動脈は視床や中脳上部の傍正中部を灌流していますので，この領域の梗塞はCastigneの傍正中視床中脳梗塞[8]として有名です．この場合も，意識障害や発動性低下，記憶障害，垂直性眼球運動障害，前頭葉症状などに加え，失語症や空間無視などが出現してくることが知られています．

　③Inferolateral infarcts：視床膝状体動脈（thalamogeniculate artery）領域の梗塞により出現してきます．本動脈は主として視床外側部や内包後脚を灌流しており，対側の感覚鈍麻や不全片麻痺を主徴とし，いわゆるDejerine-Loussyの視床症候群を呈してくることになります．高次脳機能障害を呈してくることはありません．

　④Posterior choroidal infarcts：後脈絡叢動脈

❖ 超皮質性感覚性失語を呈した左視床出血の症例

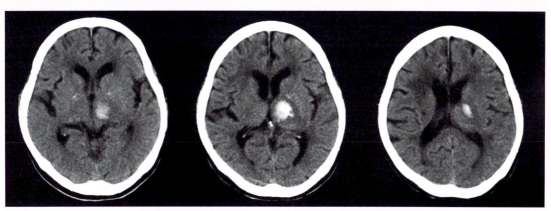

図8 症例8：70歳，女性，右利き．左視床出血．
CT所見から傍正中視床動脈からの出血と診断した．

(posterior choroidal artery)領域の梗塞により出現してきます．主として視床の後部と上部の視床枕や外側膝状体，内側膝状体などを栄養します．本動脈閉塞症の主徴は視野障害ですが，文献的には不随意運動や感覚障害，視床痛なども報告されており，神経心理学的症候としては，超皮質性失語や記憶障害，半側空間無視などが記載されているようです．前脈絡叢動脈と豊富な吻合を有していますので，後脈絡叢動脈閉塞により症候の発現をみることは稀であるといわれていますし，私はこのタイプの梗塞で失語症を呈した症例を経験したことはありません．

以上のことからいえることは限局性の視床梗塞により失語症が出現してくることがあるという事実です．被殻出血の場合，被殻の限局性の病巣では原則として失語症は出現してこないと思います．皮質下性失語として視床性失語は線条体失語と一緒に語られることがありますが，視床性失語の場合は視床そのものの障害により失語症が出現してくることの重みを考慮しておくことが必要と思っています．視床そのものの言語機能には解決されていない多くの問題があると思います．視床も大脳基底核や前頭葉，その他多くの脳部位とも密接な線維連絡を有しておりますので，そのネットワークに障害を生じたとき多彩な高次脳機能障害を呈してくることでしょう．

Chungらによる視床出血の分類[9]を紹介します．5型に分けられています．

①Anterior type：視床灰白隆起動脈からの出血です．

②Posteromedial type：傍正中視床動脈からの出血です．

③Posterolateral type：視床膝状体動脈からの出血です．

④Dorsal type：後脈絡叢動脈からの出血です．

⑤Global type：視床の広範な出血です．

視床梗塞で述べたことから考えますと，anterior typeやposteromedial typeでは失語症が出現してくることがあると思われます．図8に左の傍正中視床動脈領域の脳出血で超皮質性感覚性失語を呈した70歳，右利きの女性（症例8）のCTを紹介しておきます．軽度の右の不全片麻痺と感覚鈍麻を伴っていました．失語症は徐々に改善していきました．

Posterolateral typeは視床膝状体動脈からの出血です．このタイプの出血ではしばしば失語症が

Chapter 4. 脳出血における高次脳機能障害の発現機序

❖ 軽度のウェルニッケ失語を呈した左視床出血の症例

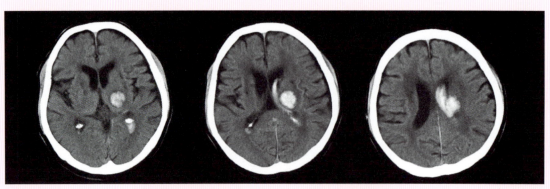

図9 症例9：62歳，男性，右利き．左視床出血．
CTにより視床膝状体動脈からの出血を確認した．

出現してきます．このような症例でSPECTを実施しますと，側頭葉や頭頂葉領域に血流の低下を認めます．皮質や皮質下への二次的な影響が失語症の発現に関与していることを示唆する所見と思われます．通常，超皮質性感覚性失語の病像を呈します．図9に62歳，右利きの男性（症例9）のCTを示しています．右の片麻痺や感覚鈍麻とともに失語症を認めました．軽度の意識障害もあり，当初は軽度のウェルニッケ失語を呈していましたが，やがて超皮質性感覚性失語から健忘性失語へと改善しました．CTにより左の視床膝状体動脈からの出血と診断しました．

なお，dorsal typeは後脈絡叢動脈からの出血です．このタイプの出血では血腫は視床背側部から周囲へと進展することがあります．放線冠や半卵円中心へと後外側方向へ進展すれば運動や感覚の障害を生じますし，周囲の皮質，皮質下に影響を及ぼせば左の病巣では失語症を呈することになります[6]．

視床性失語は視床梗塞でも視床出血でも出現してきます．基本的には流暢型の失語症を呈してきます．急性期の意識障害をみる時期での評価には困難がありますが，通常，超皮質性感覚性失語の病像を呈してくるようです．健忘性失語へと改善し，やがて失語の消失をみる症例も多いと思います．

3. 皮質下出血

ブローカ領野と左の中心前回を含む皮質下出血ではブローカ失語が出現してきます．出血がウェルニッケ領野を直接的に障害すればウェルニッケ失語が出現してきます．また，皮質下出血により言語に関与する領域に間接的な影響が及ぶと失語症の発現をみることもあります．失語症は病巣部位やその影響の程度によりさまざまなタイプを呈してくると思われます．

被殻出血や視床出血で出現する失語症は，いわゆる皮質下性失語や線条体失語，視床性失語とよばれており，非典型的な失語像を呈することが多いと思います．皮質下出血で出現する失語症は言語領野の障害のされ方によっては，脳塞栓症にみられるような典型的な失語症候群（ブローカ失語やウェルニッケ失語の典型像）を呈することも少なくないようです．

ウェルニッケ失語を呈した皮質下出血の症例（症例10）のCTを紹介します（図10）．本例は72歳，右利きの男性です．ウェルニッケ失語を呈しており，左の側頭頭頂葉皮質下出血を認めまし

4-2 脳出血の高次脳機能障害の発現機序を考える

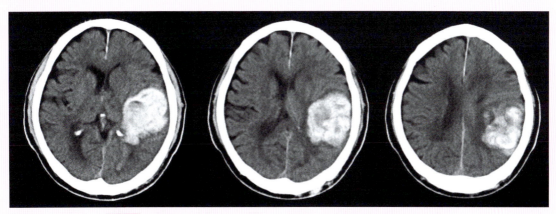

❖ 重度のウェルニッケ失語を呈した左皮質下出血の症例

図10 症例10：72歳，男性，右利き．左側頭頭頂葉皮質下出血．
CTにてウェルニッケ領野から下頭頂小葉へと拡がる出血巣をみる．重度のウェルニッケ失語を呈した．

た．出血巣は上側頭回のウェルニッケ領野から頭頂葉の角回や縁上回に進展しています．脳塞栓症に認められる重度のウェルニッケ失語と同様の失語症候を呈していました．中心前回の直接の損傷は回避されていました．

皮質下出血と失語症に関しましては，各論で皮質下出血からみた高次脳機能障害学の局在診断を論じるときに，随所で解説を加えたいと思っています．

文献

1) 佐藤睦子，後藤恒夫，渡辺一夫：左前頭葉病変により超皮質性感覚失語と同語反復症を呈した1例．神経心理 7：202-208，1991
2) 相馬芳明，大槻美佳，吉村菜穂子，他：Broca領域損傷による流暢性失語．神経内科 41：385-391，1994
3) 上村和夫，安井信之，田川皓一：高血圧性脳出血をめぐって．ポジトロンCT（PET）でみた局所脳循環代謝病態．Clinical Neuroscience 4：1354-1357，1986
4) Olsen TS, Bruhn P, Oberg RG：Cortical hypoperfusion as a possible cause of 'subcortical aphasia'. Brain 109：393-410, 1986
5) Perani D, Vallar G, Cappa S, et al.：Aphasia and neglect after subcortical stroke. A clinical/cerebral perfusion correlation study. Brain 110：1211-1229, 1987
6) Hillis AE, Wityk RJ, Baker PB, et al.：Subcortical aphasia and neglect in acute stroke：the role of cortical hypoperfusion. Brain 125：1094-1104, 2002
7) Schmahmann JD：Vascular syndromes of the thalamus. Stroke 34：2264-2278, 2003
8) Castaigne P, Lhermitte F, Buge A, et al.：Paramedian thalamic and midbrain infarcts：clinical and neuropathological study. Ann Neurol 10：127-148, 1981
9) Chung CS, Caplan LR, Han W, et al.：Thalamic haemorrhage. Brain 119：1873-1886, 1996

Part II
各 論

Chapter 5 　被殻出血と高次脳機能障害

Chapter 6 　視床出血と高次脳機能障害

Chapter 7 　尾状核出血と高次脳機能障害

Chapter 8 　皮質下出血と高次脳機能障害 Ⅰ
　　　　　　　―頭頂葉症候群―

Chapter 9 　皮質下出血と高次脳機能障害 Ⅱ
　　　　　　　―前頭葉症候群―

Chapter 10 　皮質下出血と高次脳機能障害 Ⅲ
　　　　　　　―側頭葉皮質下出血と後頭葉皮質下出血―

Chapter 11 　両側性の脳出血と高次脳機能障害

Chapter 5

被殻出血と高次脳機能障害

1 被殻出血とは

　内頸動脈は眼動脈や前脈絡叢動脈を分岐した後，前大脳動脈と中大脳動脈に分かれます．中大脳動脈の水平部は M1 とよばれています．この水平部からは数本の外側線条体動脈が分岐します．本動脈はレンズ核線条体動脈とよばれることがあります．内側枝と外側枝に分けられます．大脳基底核部や深部の大脳白質部を栄養しており，灌流域には尾状核の頭部や体部，内包前脚の上部，内包膝部，内包後脚の前部，放線冠，被殻，淡蒼球外側部，外包，前障などが含まれています．

　被殻出血は，通常，外側線条体の外側枝に生じた微小動脈瘤の破綻により発症します．血腫は被殻を中心とした大脳基底核部から周囲の白質に拡がることになります．

2 被殻出血の臨床

　被殻出血による臨床症状は血腫の部位と大きさに関連してきます．出血が被殻に限局する小さいものであれば，症状の出現をみないこともあります．実際，たまたま実施した画像検査で無症候性に経過したであろうと考えられる陳旧性の被殻出血に遭遇することもあります．$T_2{}^*$ 強調画像の進歩により，無症候性の被殻出血をよくみかけるようになってきました．大血腫になれば重篤で，救命のための血腫除去術を必要とする場合もあると思いますが，当然のことながら，機能予後は不良となってきます．

　血腫の進展部位は各症例によりさまざまです．被殻に限局するものもあれば，前方へ進展するもの，後方へ進展するもの，外側方向へと進展する

もの，上方へと進展するもの，あるいは，内側の視床へと進展するものもあります．脳室穿破を伴うこともあります．もちろん大きさもさまざまです．進展方向により種々の神経症状を呈してくることになります．

　被殻出血の神経症状をまとめておきたいと思います．自覚症状は頭痛や嘔気，嘔吐などの頻度が，脳梗塞より高くなります．髄膜刺激症状や脳圧亢進症状の反映かもしれません．被殻出血では対側の片麻痺と感覚障害が中核症状となります．内包後脚や大脳白質部の放線冠の障害により出現してきます．運動麻痺は，通常，上肢に強い片麻痺を呈してきます．構音障害を伴うことも多いようです．血腫が後方へと進展し外側膝状体や視放線に影響が及べば視野の障害が出現してくることもあります．血腫の拡がりによっては，意識障害や病巣を向く水平性の共同偏倚，脳ヘルニア徴候などが加わってきます．神経学的重症度は意識レベルが最も良い指標となります．

　種々の高次脳機能障害も出現してきます．出血により直接的，間接的に脳機能が低下すると，全般性の注意障害が出現してくることでしょう．大脳基底核は視床や前頭葉，あるいは他の脳領域とも密接な線維連絡を有していますので，これらの領域に影響が及べば脳機能の低下が出現してくるものと思います．また，知的機能や外界に対する反応性，感受性が問題となるでしょう．見当識や記憶，注意，判断力，計算力，さらには情動や性格変化などを評価することになりますが，その指標としては MMSE や長谷川式スケールが有用です．最近では，注意や集中力の評価法や，種々の前頭葉機能検査が開発されています．

　中等大以上の出血では，左半球であれば失語症

が出現してくることでしょう．右半球であれば左半側空間無視やその他の無視症候群を生じてくることでしょう．なお，血腫が内側膝状体や側頭葉皮質下へと進展し，聴放線に及ぶようなこともあると思います．一側性の障害ではベッドサイドで確認できるような症状は出現しないと思いますが，両側性に障害されると，大脳損傷を原因とする永続的な聾状態をきたしてくる可能性がありますし，種々の聴覚性失認症状が出現することもあります．両側の被殻出血による聴覚性失認については，Chapter 11「両側性の脳出血と高次脳機能障害」のところで考えてみたいと思います．

以下，意識障害と脳ヘルニア症状，失語症を中心に左半球症状，半側空間無視を中心に右半球症状を述べておきたいと思います．

1. 意識障害と脳ヘルニア

被殻出血が大きくなりますと，周囲の大脳の白質や皮質にも影響を及ぼすことになりますので，種々の神経症状が出現してきます．巨大な血腫では脳ヘルニアをきたし致死的な経過をとることもあります．この場合，救命のための処置は血腫を除去することになりますので，脳神経外科の力を借りることになりますが，重症例では術後の機能予後は不良です．重症度の一番の指標は意識障害と考えます．重症になるにつれ意識清明の状態から傾眠，混迷，半昏睡，昏睡と変化していきます．この意識障害には，出血量が大きく関与するわけですが，脳室への穿破に伴う髄液の通過障害や周囲の脳浮腫，水頭症による頭蓋内圧の亢進なども影響を与えてくるものと考えます．なお，意識レベルの低下のみならず，意識野の変容も観察されます．いわゆる，confusion の状態です．意識野が混乱しており，正常な知的機能が営めない状態と考えられます．この状態で高次脳機能障害を正しく評価することは，なかなか困難です．もちろんそのような症状が存在するか，否かは別の問題です．

種々の原因により頭蓋内圧が亢進してきますと，脳ヘルニアをみることがあります．脳ヘルニアの進行は脳圧亢進が進行していることを反映し

ていますので，重大なことが脳に起こっていることを示しています．

鉤ヘルニアは側頭葉内側部の鉤（部）が小脳テント切痕を越えて嵌頓した状態です．動眼神経が圧迫されることになりますので，動眼神経麻痺が出現してきます．テント上の病変により中脳全体が軸方向に下方へと変位して嵌入したものは，中心性経天幕ヘルニアです．中脳の圧迫による諸症状をみます．意識障害や四肢の運動麻痺，除脳硬直，チェーン-ストーク呼吸などを認めます．小脳扁桃が大後頭孔に嵌入するヘルニアは大後頭孔ヘルニア（小脳扁桃ヘルニア）とよばれます．後頭蓋窩の占拠性病変で起こってきますが，テント上の大脳の占拠性病変が進行した状態でも起こってきます．延髄が障害されますので意識障害や呼吸，循環の障害などの重篤な症状が出現してきます．なお，大脳鎌下ヘルニアは帯状回ヘルニアともよばれます．一側の大脳半球の占拠性病変により，帯状回の一部が大脳鎌の下縁を越えて対側に嵌入した状態です．通常，これだけでは重篤な症状が出現してくるわけではありませんが，一側の大脳の占拠性病変による mass effect の大きさを示す指標になります．

2. 被殻出血と左半球症状

左の被殻出血では，失語症がよく観察されます．被殻に限局した小さい出血では起こってこないと思いますが，中等大以上の出血になれば，軽重の差はあっても，失語症が出現してきます．大きくなればなるほど失語症も重度となります．

症例1は64歳，右利きの男性で右の片麻痺や感覚鈍麻とともに失語症を呈していました．CT（図1）で左被殻出血と診断しました．急性期には意識障害も認めました．血腫量66.4 mLと大きな出血で失語症も重度でした．多少の改善はみられますが，重度のブローカ失語で経過しています．

症例2は51歳，右利きの男性です．画像所見を図2に示しています．CT（図2-A）やMRI T_2＊強調画像（図2-B）でみる病巣は，比較的左の被殻部に限局していました．右の片麻痺と感覚鈍麻とともに失語症を認めましたが，当初から発

Chapter5. 被殻出血と高次脳機能障害

❖ 重度の失語症を呈した左被殻出血

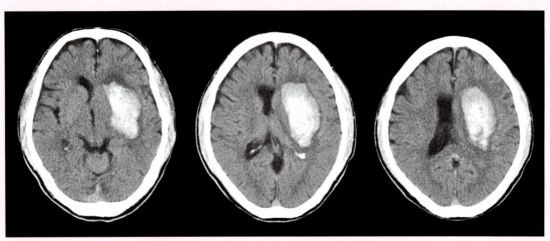

図1 症例1：64歳，男性，右利き．左被殻出血．
CT．大きな出血で，重度のブローカ失語をきたした．右の片麻痺や感覚鈍麻も重度であった．

語は流暢で，タイプでいえば健忘性失語に分類される軽症の失語症でした．

　被殻出血の急性期にみられる基本的な失語像は非流暢型のブローカ失語と思います．しかし，症例2は軽症の流暢型失語でした．被殻出血による血腫の大きさや進展方向はさまざまです．失語症のタイプもさまざまと思われます．また，経過をみますと，超皮質性運動性失語から健忘性失語へと改善していく症例もありますし，場合によっては，早い時期から流暢型の超皮質性感覚性失語の様相を呈してくることもあります．被殻出血による失語症は重症例から軽症例まで存在するということは，どのようなタイプの失語症が出現してきても不思議はないということになります．被殻出血による失語症は，いわば線条体失語，皮質下性失語とよばれていますように，非典型的であるものといえそうです．ただし，どのようなタイプの失語症を呈しても不思議はないといいましても，基本的にウェルニッケ領野が障害されたときに出現するウェルニッケ失語や縁上回の皮質，皮質下が障害されたときの伝導性失語が純粋型として発現してくることはないと思います．

　原則として被殻出血では，大きくなればなるほど運動や感覚の障害も，失語症も重度になります．しかし，血腫の進展方向もあり，個々の症例で重症度は多少とも異なってきます．予想以上に軽度であれば，あるいは重度であれば，大脳の優位性も含めてそれなりの理由が存在するはずです．前章では脳出血の高次脳機能障害の発現機序を考えました．脳循環代謝の面から，失語症の発現機序を考えるときは，常にブローカ領野や中心前回にどのような影響が及んでいるかを考慮しておくことが重要ではないかと考えております．脳出血の検討で，言語領野の脳循環代謝に影響を与えることが失語症の発現に大きく関与しているとする報告があることも紹介しておきました．

　被殻出血による失語症は，原則的には，非流暢型のブローカ失語を呈することが多いということを述べてきました．非流暢型の発話の障害は失構音（アナルトリー）とよばれています．言語聴覚士の世界では発語失行ともよばれているようです．この失構音は中心前回の損傷により生じる症候です．

　症例3は58歳，右利きの女性です．図3にCT

5-2 被殻出血の臨床

❖ 軽度の失語症を呈した左被殻出血

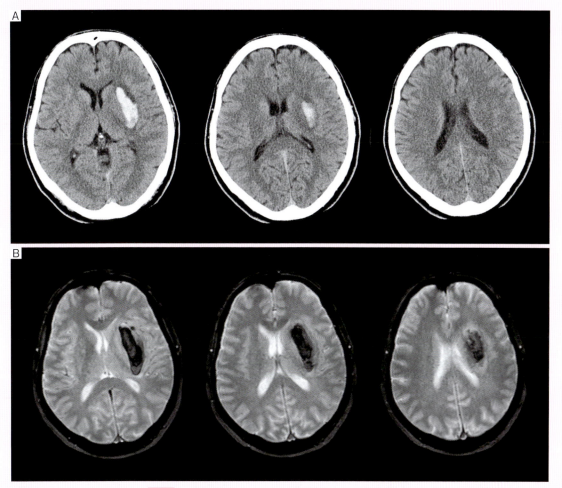

図2 症例2：51歳，男性，右利き．左被殻出血．
CT（A）とMRI T$_2$*強調画像（B）．小さな出血であり，失語症は軽度であった．タイプは健忘性失語．右の片麻痺や感覚鈍麻も軽度であった．

（図3-A）とMRI T$_2$*強調画像（図3-B）を呈示します．右の片麻痺や感覚鈍麻で発症しました．発語の障害も重度でした．急性期は意識障害や左への共同偏倚も認めました．意識障害はやがて改善しましたが，その後，重度のブローカ失語が観察されました．血腫は30 mL程度ですがその割にブローカ失語は重度であったように思います．本例は左被殻出血ではありますが，出血は中心前回のほうへと進展していました．中心前回へ

の直接的，間接的影響が高度であったために失構音が重度であったと結論しました．

症例4は左被殻出血との触れ込みで入院した54歳，右利きの女性で，画像を図4に供覧します．意識障害や左への共同偏倚，右の片麻痺や感覚鈍麻とともにブローカ失語を認めました．失構音は重度でした．脳出血により中心前回は重度に損傷されており，失語症候とはよく合致する所見と考えられます．CT（図4-A）やMRI T$_2$*強調画像

53

Chapter5. 被殻出血と高次脳機能障害

❖ 左の中心前回を損傷する出血は重度のブローカ失語を呈する①
　―外側へと進展する被殻出血―

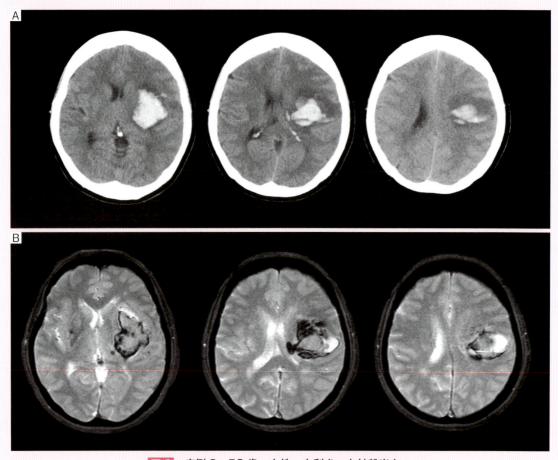

図3 症例3：58歳，女性，右利き．左被殻出血．
CT（A）とMRI T$_2$*強調画像（B）．出血巣は中心前回へと進展しており，非流暢性の発語障害は重度であった．右の片麻痺や感覚鈍麻も重度であった．

（図4-B）にて，確かに左被殻部にも出血は存在します．しかし，この画像をみますと中心前回を含む前頭葉の皮質下出血が被殻のほうへ進展したような印象を受けました．

以上，言語症状の詳細を同じ基準で観察したわけではありませんが，左被殻出血による失語症の3例を呈示しました．失語症のタイプは多様であることを理解していただけたら幸いです．さらに加えるとすれば，症例ごとに臨床経過も多様であると思います．ただし，症例4は参考例で皮質下出血ですので被殻出血による失語症のスペクトラムにいれるわけにはいきません．

左半球損傷によるその他の症状として，観念性失行や観念運動性失行にも少しふれておきたいと思います．カンファレンスや学会での発表を聴いていますと，左の被殻出血では，高率に出現してくるとの報告をよくみかけます．通常，観念性失行や観念運動性失行の責任病巣は頭頂葉，とくに

5-2 被殻出血の臨床

❖ 左の中心前回を損傷する出血は重度のブローカ失語を呈する②
　―被殻へと進展したと思われる左前頭葉皮質下出血―

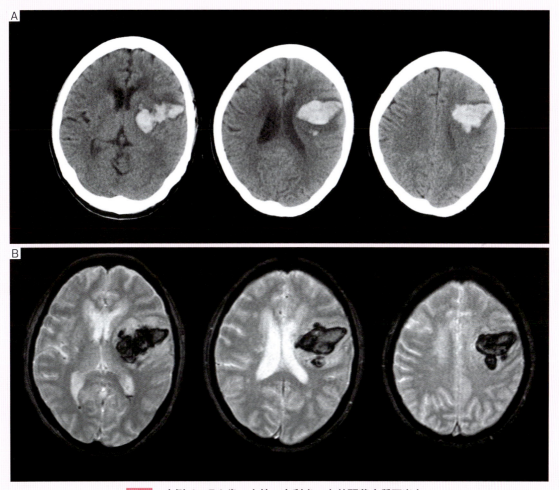

図4　症例4：54歳，女性，右利き．左前頭葉皮質下出血．
CT（A）とMRI T_2^*強調画像（B）．重度の右の片麻痺や感覚鈍麻とともに重度のブローカ失語を呈した．中心前回は重度に損傷されている．確かに被殻部にも出血は存在するが，前頭葉皮質下出血が被殻部へと進展したものと考えた．被殻部に出血をみるからといって，すぐに被殻出血とはならない．

下頭頂小葉に求められていますが，被殻出血により下頭頂小葉に影響を及ぼし，失行症を呈してくるのであれば，かなりの大きさの出血であろうと思われます．この場合，運動麻痺や感覚障害は重度であると思いますし，失行症も存在することでしょう．そして，なによりも意識の障害や注意の障害，その他の知的機能にもかなりの障害を伴うこともあると思われます．被殻出血では，しばしば行為や行動の障害が観察されますが，その障害は運動や感覚の障害，失語症，意識障害や知能障害，情意障害などによって，かなり修飾される可能性があります．失行症が存在することと，それを正しく評価できることは別の問題と考えます．

Chapter5. 被殻出血と高次脳機能障害

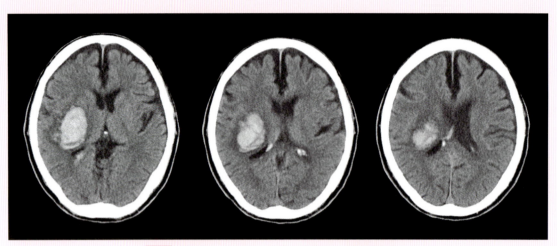

❖ 左半側空間無視や病態失認を呈した右被殻出血

図5 症例5：79歳，男性，右利き．右被殻出血．
CT．左の片麻痺や感覚鈍麻とともに，左半側空間無視や左片麻痺の否認を呈した．

3. 被殻出血と右半球症状

　右の被殻出血では半側空間無視がよく出現してきます．被殻に限局する小出血では出現してくることはありませんが，中等大以上の出血になりますと，よく半側空間無視が出現してきます．

　視覚情報処理過程でみますと，視空間認知では後頭葉から頭頂葉へと向かう背側の流れが重要になります．左半側空間無視の発現には頭頂葉が重要な役割を演じることになり，その古典的な責任病巣は，右の頭頂葉後部，とくに下頭頂小葉が重視されてきました．被殻出血では，頭頂葉皮質下出血のように頭頂葉後部に直接の損傷を生じることは少ないと思いますが，血腫の大きさによっては，あるいは進展方向によっては，視覚情報の処理過程に影響を及ぼすことになると思います．なお，頭頂葉と前頭葉の関係をみてみますと，頭頂葉は注意や知覚，認知の面での役割が大きく，前頭葉は運動や反応面での役割を演じることになります．頭頂葉は入力面，前頭葉は出力面を担うといってよいでしょう．半側空間無視の発現には，多くの部位が関与しうるといえますが，血腫が大きくなり頭頂葉のみならず前頭葉にも影響が及べ

ば無視は重度になってくると思われます．

　症例5は79歳，右利きの男性です．急性の左の片麻痺で発症しました．当初，意識障害を認めましたが，徐々に改善しました．重度の左の片麻痺と感覚鈍麻，左半側空間無視，左片麻痺の否認を呈しました．CT（図5）により，右の被殻出血と診断しました．

　身体失認は身体図式の障害，身体部位の認知障害で，患者自身や検者の身体部位の呼称や指示に障害をきたします．身体失認が半側に認められるとき半側身体失認とよびます．片麻痺の否認は病態失認（anosognosia）の一型です．通常，左片麻痺の否認として現われ，Babinski型の病態失認とよばれています．右の中大脳動脈領域の広範な梗塞や比較的大きな右の被殻出血などの急性期に重症の片麻痺患者でよく観察される症候です．責任病巣は右頭頂葉と考えられますが，重度の片麻痺が存在することも必要であり，本症を呈する患者の右半球病巣は広範となります．片麻痺を否認するだけではなく，「よく動く，不自由はない」と主張することもあります．片麻痺の存在を積極的に否認するわけではありませんが，その存在に無関

心なこともあります．病態無関心（anosodiapho-ria）とよび区別することもあります．なお，片麻痺の否認をみるときに，麻痺した上下肢は自分のものではなく，他人のものであると訴える現象は身体パラフレニーとよびます．

　金子満雄先生は広範な右半球損傷者のひとつのイメージとして，意欲欠如・饒舌症候群を提唱しています[1]．脳出血手術例100例の長期予後を観察した成績で，右半球損傷は50例です．その症候をみますと，意欲の低下を示した症例が28例，饒舌，多弁であったのが23例，多彩な愁訴をみたのが13例，独語をみたのが6例でした．ひとりの患者が複数の症候を呈していることもあるわけですが，この成績をみますと，右半球症状のひとつの特徴として，意欲欠如・饒舌症候群が浮かびあがってきます．手術するような脳出血例ですから，症状も重度であったと思いますが，ベッドにひとりで寝ているときには，意欲が低下し元気がありません．なかには独語を続ける方もいます．しかし，声をかけるとよくしゃべります．おしゃべりが止まりません．しかし話の内容は乏しく空疎な会話になります．広範な右半球の中大脳動脈領域の梗塞例でもよく観察される症状と思います．

　山鳥　重先生は，この多弁な状態をhyperlaliaとよんでいます[2]．多弁症とも記載されており，右半球症状の特徴と考えられます．しかし，いつもしゃべっているわけではありません．意識は清明です．一方，自分の病態にも，周囲にも無感動，無関心で，表情も乏しく，自発的にしゃべることは少ないようです．しかし，話し始めると饒舌に

なります．まさに，意欲欠如・饒舌症候群です．山鳥先生は，誘導性に発現すること，やがて消失してしまうことから，明らかに病的な状態であると言及しています．

　右半球症状として種々の無視症候群が出現してくることがあります．それに関連する論文をひとつ紹介しておきます．一側に刺激を与えたとき，反対側の対称部位に刺激が与えられたと答えることがあります．この現象はallesthesia（alloesthesia），あるいは知覚転移症とよばれています．

　河村　満先生は中等度の意識障害を伴う被殻出血でしばしば認められることを報告しています[3]．意識障害患者では，しばしば痛覚刺激に対する反応を観察します．通常は正中部の胸骨部を刺激しますが，両側の胸壁に刺激を与え，かつ，どちらに刺激が与えられたかを問うことにより，日本発の神経心理学の素晴らしい報告が完成しました．中等度の意識障害を伴う中大脳動脈領域の脳梗塞でも出現してきます．右の頭頂葉に障害を有する，あるいは影響が及んだ症例で観察されやすい症状と思います．

文　献

1) 金子満雄，田中敬生：高血圧性脳出血手術例における左右半球機能障害が長期予後におよぼす影響．脳卒中 **3**：52-53，1984

2) 山鳥　重：脳の右半球と左半球のふしぎ．言葉と脳と心　失語症とは何か．講談社現代新書2085．講談社，東京，pp 185-222，2011

3) Kawamura M, Hirayama K, Shinohara Y, et al.：Alloaesthesia. Brain **110**：225-236, 1987

Chapter 6

視床出血と高次脳機能障害

1 視床出血とは

　視床の穿通枝は視床灰白隆起動脈と傍正中視床動脈，視床膝状体動脈，後脈絡叢動脈に分類されます．視床出血は，これらの穿通枝に生じた微小動脈瘤の破綻により発症します．血腫はそれぞれの穿通枝領域に限局することもありますが，その灌流域を越えて上方や下方，外側方向へと周囲の脳組織へと進展することもあります．また，いくつかの穿通枝領域を巻きこむような大きな出血になることもあります．
　視床出血の臨床を考えるときは，どの穿通枝から出血したかを考える習慣をつけたらよいと思います．視床出血といっても内側部の出血か外側部の出血かでは，臨床症候に大きな差異が出てきます．

2 視床出血の臨床

　視床出血の臨床を語るときは，視床への穿通枝とその障害による神経症候学を理解することが重要です．そのためには，視床への穿通枝梗塞による症候の典型像を理解することが必要です．各穿通枝領域に限局した小出血であれば，各穿通枝の血管閉塞症候群と同様の症状を呈してくることになります．しかし，出血が大きくなれば，その二次的な影響も考慮します．血腫形成による頭蓋内圧亢進症状，脳室穿破による髄膜刺激症状，髄液の通過障害による症状，血腫の進展による周囲の脳組織への影響がもたらす症状などが加わってくることになります．

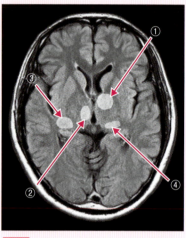

❖ 視床への穿通枝の灌流域
—出血を生じた動脈は—

図1 視床の穿通枝と主要な灌流域
① 視床灰白隆起動脈　② 傍正中視床動脈
③ 視床膝状体動脈　④ 後脈絡叢動脈

1. 視床への穿通枝とその障害による神経症候学

　視床出血を理解するための視床梗塞の臨床とご理解ください．視床の穿通枝は視床灰白隆起動脈と傍正中視床動脈，視床膝状体動脈，後脈絡叢動脈に分類されます．その主な灌流域をまず確認しておきたいと思います（**図1**）．各灌流域の拡がりには個々人により多少のバリエーションがあります．視床の血管症候群は視床梗塞を4群に分類し解説されることが多いようです[1,2]．ここでは，主としてSchmahmann[2]の総説を要約してみます．
　① Tuberothalamic infarcts：視床灰白隆起動

脈は後交通動脈より分岐し視床へと向かいます．前乳頭体動脈ともよばれ，主として前腹側核を中心に視床の前部を栄養します．しかし，本動脈は欠損することもあり，その場合は傍正中視床動脈により灌流されることになります．臨床症候としては，覚醒の障害（過傾眠，過睡眠），無為や意欲低下（apathy や abulia），記憶障害（純粋健忘）がよく観察されます．記憶は左優位の症候ですが，言語ほど左の優位性が強いものではないと考えられています．見当識や注意の障害，性格変化，遂行機能障害などの前頭葉症状も出現してきます．左の障害では失語症が，右の障害では半側空間無視が記載されています．なお，失計算や失行症の記載もあります．

②Paramedian thalamic infarcts：傍正中視床動脈（視床穿通動脈ともよばれます）は後大脳動脈の交通前部から分岐し，視床や中脳上部の傍正中部を灌流しています．この領域の梗塞はCastigne[3]の傍正中視床中脳梗塞として有名です．病巣が一側性か両側性か，一側性ならば右か左か，中脳まで含むか否かで症候は異なってきますが，出血は，通常一側性でしょう．目立つ症状はやはり覚醒の障害や意欲の低下，記憶障害，前頭葉症状と思います．失語症や空間無視などが出現してくることも報告されています．中脳も障害されると垂直性眼球運動障害が加わります．

③Inferolateral infarcts：視床膝状体動脈は後交通動脈と合流後の後大脳動脈から分岐します．本動脈は内側膝状体や外側膝状体の内側部を栄養しながら，視床外側核群の後外側腹側核と後内側腹側核などを灌流し，内包後脚へも分布します．対側の感覚鈍麻や不全片麻痺を主徴としますが，それに協調運動障害や視床痛，ヒョレア-アテトーゼ様不随意運動などから成る古典的なDejerine-Loussy の視床症候群を呈することもあります．高次脳機能障害を呈してくることはありません．

④Posterior choroidal infarcts：後脈絡叢動脈領域の梗塞により出現してきます．本動脈は後大脳動脈から分岐し内側枝と外側枝に分かれます．主として視床の後部と上部の視床枕や外側膝状

体，内側膝状体などを栄養します．前脈絡叢動脈とは豊富な吻合を有しており，一般に後脈絡叢動脈閉塞により症候の発現をみることは稀といわれています．主徴は視野障害と思います．文献的には感覚障害や視床痛，不随意運動なども報告されており，高次脳機能障害としては，失語症や記憶障害，半側空間無視などが記載されています．しかし，その典型例に遭遇したことはありません．

2．視床出血の臨床像

視床への各穿通枝領域の限局性の出血では，視床梗塞で記載したような症候が出現しうると思います．しかし，出血は梗塞と違いますので，動脈灌流域に限局した病巣に納まってしまうとは限りません．灌流域を越えて病巣は拡がることがありますし，大きくなれば種々の二次的な影響が出現してきます．血腫が大きくなると意識障害も出現してきます．脳ヘルニア症状も加わります．これらの症候は血腫形成による頭蓋内圧亢進症状，脳室穿破による髄膜刺激症状，髄液の通過障害などにより修飾されてきます．

以下，血腫部位別にみた視床出血の分類やその症候の特徴について，出血の原因となった穿通枝ごとに述べることにします．175 例を対象として5 型に分けられた Chung らによる視床出血の分類[4]を紹介します．

① 前部型（Anterior type）：視床灰白隆起動脈からの出血です．各型の Chung ら[4]による頻度を示していきますが，前部型は11 例で7%でした．限局性の出血であれば，すでに述べた tuberothalamic infarcts と類似の症候を呈してきます．通常，運動麻痺や感覚鈍麻は目立ちません．ときに，発動性の低下や confusion，記憶の障害が出現しています．失語症についての記載はありませんでした．

② 後内側型（Posteromedial type）：傍正中視床動脈からの出血です．24 例で頻度は14%でした．その領域に限局していれば，paramedian thalamic infarcts と同様の症候を呈すると思いますが，通常は一側性です．出血部位からして，しばしば第3脳室へと穿破し閉塞性の水頭症を生じ

ることがあります．臨床症候は大きさ次第です．限局性の血腫では記憶障害や認知機能の障害が目立ってきます．運動や感覚の障害は目立ちません．存在しても軽度です．大きくなれば中脳へと進展することになり，意識も障害されてきます．大脳脚が障害されると運動麻痺も出現します．

③後外側型（Posterolateral type）：視床膝状体動脈からの出血です．77例で頻度は44％と最高でした．この領域の出血は inferolateral infarcts で出現する視床症候群が基本です．運動や感覚の障害が基本です．血腫が大きくなると白質部へと進展します．当然，運動や感覚の障害は重度となります．一側の手と口周囲に分布する感覚障害は手・口感覚症候群（手掌・口症候群）とよばれます．また，側脳室後角部より脳室へと穿破します．急性のしびれ感で発症し，片麻痺や感覚鈍麻を呈してくる視床出血の典型像はこのタイプの出血です．血腫の進展方向により多彩な高次脳機能障害が出現してきます．大きな出血では，左半球であれば失語症を，右半球であれば左半側空間無視をきたします．眼症状として，Horner 症候群をよくみかけます．本症候群は縮瞳や眼瞼下垂，眼球陥凹などが主徴ですが，視床性の Horner 症候群は不全型が多く，病巣側の縮瞳が観察されます．しかし，このタイプの大きな出血は重篤な経過を示すことも多く，この場合，病側の瞳孔が散大する脳ヘルニア型の瞳孔不同をきたしてきます．予後不良の徴候です．

④背側型（Dorsal type）：後脈絡叢動脈からの出血です．32例で18％の頻度でした．限局性の出血では，運動や感覚の障害は軽微でラクナ症候群と類似していたと記載されています．視野の異常を主徴とした軽微な症例を経験したことがあります．しばしば後外側部へと血腫の進展がみられます．放線冠や半卵円中心へと及びます．運動や感覚の障害を惹起することになります．左半球損傷で失語症が観察されています．右損傷では左半側空間無視が出現してくることが予想されます．なお，限局性の視床枕を中心とした病巣で記憶障害や confusion をきたした症例が紹介されていました．画像でみて視床枕や視床の背側部に限局し

た出血であれば，このタイプの出血と診断できます．この場合，矢状断層で背側部の血腫を確認できればと思います．しかし，大きな血腫で大脳白質部へと進展しているような場合は出血部位の確定は，なかなか難しくなるのではないかと思います．

⑤広範型（Global type）：視床の広範な出血で，31例，18％でした．臨床症候や画像所見は後外側型に類似しますが，血腫が大きく出血源の同定が困難となります．意識障害も重度で，運動や感覚の障害を伴い，死亡率も高くなります．多彩な高次脳機能障害を呈してくると思います．

以上をまとめますと，視床出血の症候は視床の内側部の出血と外側部の出血に分けて大まかに把握しておくことが重要です．視床灰白隆起動脈と傍正中視床動脈の灌流域の出血は主として視床の内側部の障害を生じ，過傾眠や発動性の低下，記憶障害（純粋健忘）が主症状となります．場合によっては失語症や半側空間無視などが出現してきます．外側部の出血の代表は視床膝状体動脈の灌流域からの出血で，運動や感覚の障害が目立ち，血腫が大きくなれば失語症や半側空間無視などを呈することになります．

3 視床出血と左半球症状

1. 失語症

限局性の視床灰白隆起動脈領域や傍正中視床動脈領域の梗塞により失語症が出現してくることがあるということは[2,5,6]，視床そのものの障害により失語症が出現してくる可能性があるということです．通常，被殻に限局した病巣では，失語症は出現してきませんので，被殻出血による失語症の発現機序とは異なるのではないかと考えています．しかし，視床に限局した梗塞では常に失語症を認めるわけでもありません．視床の限局性病巣による失語症の発現機序に関しては検討の余地が残っています．視床そのものの言語機能には解決されていない多くの問題があると思います．視床も大脳基底核や前頭葉，その他多くの脳部位とも密接な線維連絡を有しておりますので，そのネッ

❖ 超皮質性感覚性失語を呈した左視床出血 ①―傍正中視床動脈からの出血―

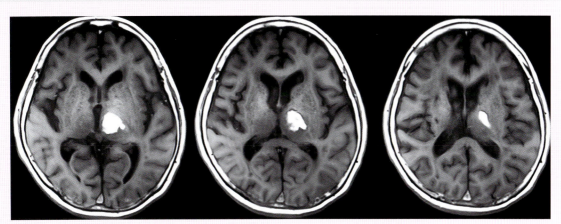

図2 症例1：70歳，女性，右利き．左視床出血．
MRI T₁強調画像．右の片麻痺や感覚鈍麻とともに超皮質性感覚性失語を呈した．傍正中視床動脈からの脳出血と診断した．

トワークに障害を生じたときに高次脳機能障害を呈してくることになるかもしれません．

Chungらの報告では[4]，視床灰白隆起動脈領域や傍正中視床動脈領域に限局した脳出血で失語症をきたした症例は記載されていませんが，何例かの臨床例を経験したことがあります．図2は70歳，右利きの女性（症例1）のMRI T₁強調画像です．軽度の右片麻痺や右の感覚鈍麻とともに流暢性の失語症を呈しました．復唱は比較的速やかに改善し，超皮質性感覚性失語の様相を呈していました．傍正中視床動脈からの脳出血と診断しています．

視床出血では内側部からの出血のみならず，外側部を灌流する視床膝状体動脈からの出血でも失語症が出現してきます．図3は66歳，右利きの男性（症例2）のCTです．右の片麻痺や感覚鈍麻とともに超皮質性感覚性失語を呈していました．視床外側部を中心としたこのような症例での失語症の発現機序は内側部のそれとは趣を異にするのではないかと考えています．後外側型出血ではしばしば失語症が出現してきます．このような症例でSPECTを実施しますと，側頭葉や頭頂葉領域に血流の低下を認めます[7]．皮質や皮質下への二次的な影響が失語症の発現に関与していることを示唆していると思われます．被殻出血による失語症と同じような発現機序ではないかと考えています．ただし，出血があれば多かれ少なかれ周囲に影響は及ぶものです．SPECTで周囲に影響があるからといって，すべての症例で失語症が出現するわけでもありません．

なお，後脈絡叢動脈が関与する背側型の出血で失語症を呈したとする報告はありますが[2]，ここで紹介できるような症例はありません．血腫が大きくなれば，どの穿通枝領域からの出血であるかの判定も難しくなりますし，複数の穿通枝領域を巻きこむこともあると思います．

視床出血による失語症は視床性失語症とよばれています．言語症状の特徴としては，発語の障害は一般に軽度で，声量の低下や呼称の障害は認めるものの，言語の聴覚的理解や復唱は比較的保たれており，超皮質性感覚性失語のタイプを示すといわれています．

2．純粋健忘

Papezの回路には視床前核群が関与しています．Yakovlevの回路には視床背内側核が含まれ

Chapter6. 視床出血と高次脳機能障害

❖ 超皮質性感覚性失語を呈した左視床出血 ②―視床膝状体動脈からの出血―

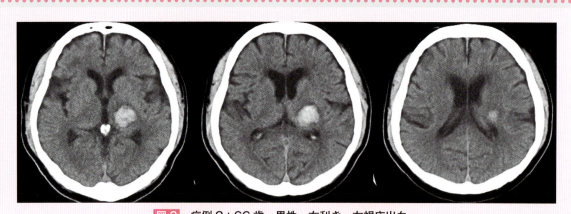

図3　症例2：66歳，男性，右利き．左視床出血．
CT．右の片麻痺や感覚鈍麻とともに超皮質性感覚性失語を呈した．視床膝状体動脈からの出血と診断した．

❖ 純粋健忘を呈した左視床出血 ①―視床灰白隆起動脈からの出血―

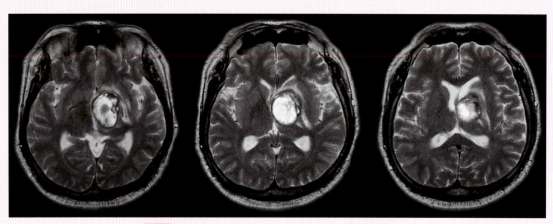

図4　症例3：40歳，男性，右利き．左視床出血．
MRI T_2強調画像．純粋健忘や過傾眠，発動性の低下を呈した．視床灰白隆起動脈からの出血と診断した．

ます．視床出血によりこれらの部位が障害されると純粋健忘が出現してきます．記憶障害の優位性をみてみますと，失語症ほどの強い側性化はないかもしれませんが，やはり，一側性では左損傷例での報告が多いようです．しかし，右の損傷により記憶障害をきたした症例の報告もあります．両側性の損傷では重度となることがあります．

純粋健忘を呈した2例を紹介します．図4は40歳，右利きの男性（症例3）で，視床灰白隆起動脈からの出血例のMRI T_2強調画像です．記憶障害とともに過傾眠や発動性の低下を呈しました．図5は68歳，右利きの男性（症例4）のCTと

6-3 視床出血と左半球症状

❖ 純粋健忘を呈した左視床出血 ②―傍正中視床動脈からの出血―

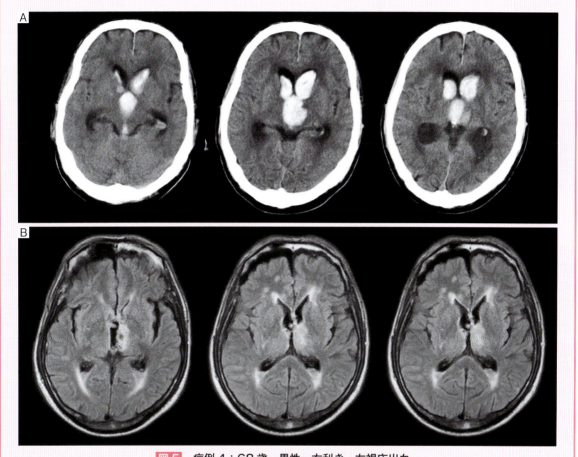

図5 症例4：68歳，男性，右利き．左視床出血．
CT（A）とMRIフレア画像（B）．純粋健忘や過傾眠，発動性の低下を呈した．傍正中視床動脈からの出血と診断した．

MRIフレア画像です．傍正中視床動脈からの出血と診断しました．やはり，純粋健忘とともに過傾眠や発動性の低下を呈していました．

一側性の純粋健忘の予後は比較的良好と思います．この2例もやがて改善しました．視床内側部の損傷では，うとうと状態（過傾眠）や発動性の低下を伴うことも多いようです．徐々に改善してくる症状です．なお，同じような組み合わせの症状は内包膝部や尾状核の頭部を中心とする損傷でも出現してくることがあります．

3．その他の高次脳機能障害

視床梗塞や視床出血では種々の高次脳機能障害が出現することが報告されています．失行症や失計算の記載もありました[2]．視床は前頭葉を中心とした大脳半球の各部位や大脳基底核，大脳辺縁系，脳幹網様体などと密接な線維連絡を有しておりますので，そのネットワークに障害を生じたとき多彩な高次脳機能障害を呈してくる可能性があります．視床そのものの障害により出現した可能性もすぐに否定できるわけでもありません．しかし，視床に病巣があるからといっても多くの症例

63

Chapter 6. 視床出血と高次脳機能障害

❖ **失読失書を呈した右視床出血**

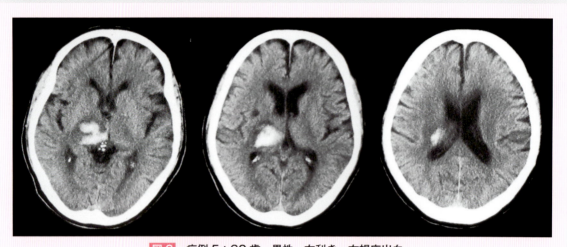

図6 症例5：60歳，男性，右利き．右視床出血．
CT．左の片麻痺や感覚障害とともに失読失書を呈した．本例における読み書きの優位側は右半球と考えた．

で出現してくるというわけではありません．きわめて例外的な症候の記載もあります．特殊な条件が整ってはじめて症候が発現するのでしょうが，解決できない多くの問題が横たわっているようです．

視床出血で失読失書を呈した症例を経験したので紹介します．症例5は左の片麻痺や感覚障害で発症した60歳，右利きの男性で，失読失書を認めました．CTで右の視床出血を確認しました（図6）．この方には左利きの素因はありませんが，右半球に文字言語の優位性があると考えています．読み書き障害は仮名より漢字で著明でした．漢字に著明ないわゆる側頭葉後下部型の失読失書の印象です．側頭葉後下部で漢字の読み書きに関与する部位に影響が及んだのでしょうか．CTでみる出血部位もある特定の領域が症候に関与しているともいえないような印象です．血腫が外側へ進展している様相はありませんが，側頭葉後下部に二次的な影響が及んだために症候が出現したのかもしれません．しかし，なぜ本例が失読失書を呈したかといえば謎ばかりです．

左側の損傷だけに限ったことではありません

が，視床出血では見当識や注意の障害，発動性の低下，性格変化，遂行機能障害なども出現してきます．視床の障害そのものの症候かもしれませんし，他の脳部位の二次的な機能低下によるものかもしれません．前頭葉機能の評価をしておくことも重要でしょう．

4 視床出血と右半球症状

半側空間無視と無視症候群

半側空間無視も視床灰白隆起動脈領域の梗塞で出現してきますので[2]，限局性の視床損傷によって生じる症候と思います．一方，視床出血でもしばしば左半側空間無視が出現してきます．視床そのものの損傷によるものか，血腫による二次的な影響が周囲に及んで出現したのか，さまざま意見があります．どちらの可能性もあると思います．後者の機序は左半球損傷による失語症が言語領野やその周辺部の二次的な影響により出現してくるとする考え方と軌を一にするものでしょう．とくに視床膝状体動脈からの出血で外側に進展した症例はこのような機序によるのではないかと考えて

❖ 左半側空間無視を呈した右視床出血 ①―出血は外側部へと進展―

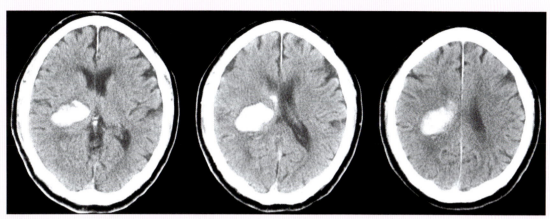

図7 症例6：78歳，女性，右利き．右視床出血．
CT．左の片麻痺や感覚鈍麻とともに左半側空間無視を呈した．視床膝状体動脈からの出血と診断した．出血は外側へと進展していた．

います．

　視床出血により半側空間無視を呈した2例の画像を紹介します．図7は78歳，右利きの女性（症例6）のCTで，左の片麻痺や感覚鈍麻とともに半側空間無視を呈しました．出血は視床膝状体動脈からと考えられます．出血で外側へと進展していました．周囲の脳組織へ二次的な影響も及ぼしていると考えられます．

　図8は77歳，右利きの男性（症例7）のCTです．左の重度の片麻痺や感覚障害で発症しました．左半側空間無視や左の片麻痺を否認する病態失認を認めました．また，動かない手は自分の手ではない，他人の手である，といっていましたので身体パラフレニーも伴っておりました．右の視床出血は大きなものでした．傍正中視床動脈からの出血と思いますが，血腫は視床の多くを占めていますので，他の穿通枝領域も巻き込んでいると思います．出血は放線冠部へと進展していますので，運動や感覚の障害も重度でした．脳室穿破も伴っていますので，他の脳領域への二次的な影響もあったものと予想されます．しかし，経過とともに半側空間無視や病態失認は改善し，やがて消失しました．右の視床出血では，半側空間無視のみならず，麻痺を否認する病態失認，あるいはその一型としての身体パラフレニーをみることがあります．被殻出血にみられるような多弁をきたした症例もありました．

　無視症候群ではありませんが，右の出血であっても遠隔部位に影響を及ぼすものと考えられます．左の出血と同様に知的機能や前頭葉機能の評価が必要と思います．

● 文　献 ●

1) Bogousslavsky J, Regli F, Uske A：Thalamic infarcts；clinical syndromes, etiology, and prognosis. Neurology **38**：837-848, 1988
2) Schmahmann JD：Vascular syndromes of the thalamus. Stroke **34**：2264-2278, 2003
3) Castaigne P, Lhermitte F, Buge A, et al.：Paramedian thalamic and midbrain infarcts：clinical and neuropathological study. Ann Neurol **10**：127-148, 1981
4) Chung CS, Caplan LR, Han W, et al.：Thalamic haemorrhage. Brain **119**：1873-1886, 1996
5) McFarling D, Rothi LJ, Heilman KM：Transcortical aphasia from ischemic infarcts of the thalamus：a report of two cases. J Neurol Neurosurg Psychiatry **45**：107-112, 1982

Chapter6. 視床出血と高次脳機能障害

❖ 左半側空間無視を呈した右視床出血 ②―出血は内側部から体部にかけて存在―

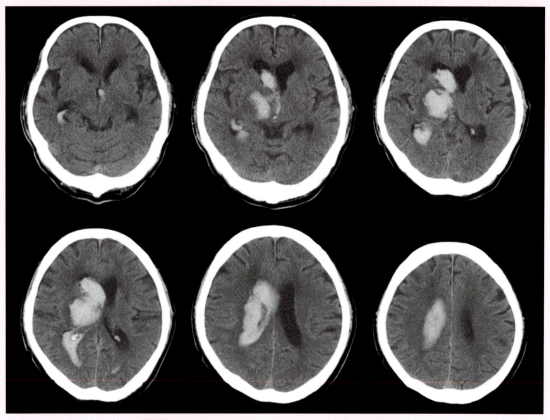

図8 症例7：77歳，男性，右利き．右視床出血．
CT．左の片麻痺や感覚鈍麻とともに左半側空間無視や片麻痺の否認を認めた．視床の内側部から体部にかけての大きな出血で放線冠部へと進展していた．

6) Gorelick PB, Hier DB, Benevento L, et al.：Aphasia after left thalamic infarction. Arch Neurol **41**：1296-1298, 1984

7) Fasanaro AM, Spitaleri DL, Valiani R, et al.：Cerebral blood flow in thalamic aphasia. J Neurol **234**：421-423, 1987

Chapter 7

尾状核出血と高次脳機能障害

1 尾状核出血例との出会い

だいぶ前になりますが，尾状核出血[1]をまとめたことがあります．CTが導入され尾状核出血が正しく診断されるようになり10数例が集まった時期でした．1980年から1986年にかけて発症1週以内に秋田県立脳血管研究センターに入院した脳出血は660例で，そのなかの17例（2.6％）が尾状核出血でした．

印象に残る自験2例をまず紹介したいと思います．画像は30年以上前のものになります．

症例1は48歳，右利きの男性です．2年前から高血圧を指摘され降圧薬を服用していました．ある朝，洗面中に急に嘔気が出現し，後頭部痛が加わりました．発症2時間30分後に入院しました．血圧は170-100 mmHgで，意識は清明でした．後頭部痛や悪心，嘔吐を認めますが，項部強直やKernig徴候は認めませんでした．四肢の運動や感覚にも障害は認めません．必ずしも脳血管障害を疑ったわけではありません．頭痛や嘔吐が持続するため，CT（図1）を撮ったところ，左の尾状核から脳室へと穿破した脳出血を確認しました．臨床診断は緊張型頭痛でした．保存的治療で経過を観察しました．入院後，ごく軽度の見当識障害をみるものの2日後には問題は全くなくなりました．なんらの神経症状も残さずに退院しました．

症例2は52歳，右利きの男性です．30歳代から高血圧を指摘されており，降圧薬を服用してい

❖ 頭痛を主徴とした尾状核出血

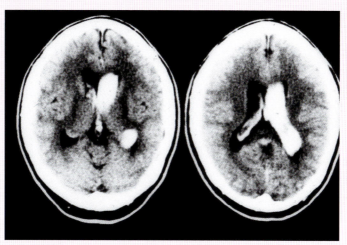

図1 症例1：48歳，男性，右利き．左尾状核出血．
CT．尾状核頭部より脳室への穿破を伴う．

❖ 髄膜刺激症状を主徴とした尾状核出血

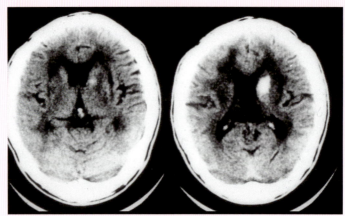

図2 症例2：52歳，男性，右利き．左尾状核出血．
CT．尾状核頭部よりの出血．

ました．ある朝，仕事に出かけましたが，頭重感が出現し，徐々に増強していきました．全身倦怠感も訴え，微熱がありました．第3病日の昼，軽度の右手の脱力に気づきました．その日の夜，右足の脱力も加わりました．その頃から前頭部痛が出現し，嘔気を伴いました．臨床経過を観察したようですが，症状が持続するため，第8病日に初診し，入院しました．著明な高血圧や軽度の右不全麻痺を認めました．項部強直やKernig徴候などの髄膜刺激症状も認めました．くも膜下出血，あるいは，当初から微熱をみたために髄膜炎を疑い，CT（図2）を撮ったところ，脳室穿破を伴う左の尾状核出血を認めました．1週間以上が経過しており，脳室内のX線吸収係数も変化したものと考えました．保存的治療で経過を観察し，頭痛や嘔気は徐々に改善していきました．その後，右の不全片麻痺も消失し，なんらの神経症状を残さず退院しました．

この2例の軽症例の経験から尾状核出血の17例を集計し，臨床症状について分析することにしました．なお，このなかの2例は脳血管障害の既往を有するため症状の解析には問題があると考え除外しました．15例で主要症状をみてみますと，尾状核出血では要素的な運動や感覚の障害に乏しく，頭痛や嘔吐，項部強直などの髄膜刺激症状が前景に出てくることが多いように感じました．ちなみに運動麻痺は6例で軽度でした．感覚障害は1例で記載されているのみでした．それに対し頭痛は15例全例に認められ，嘔吐は11例，項部強直は10例に認められました．なお，意識障害は6例で記載されていましたが，JCSの1-1に相当する症例が3例で，傾眠状態にある症例が3例でした．

髄膜刺激症状の存在が目立つことから，初診時はくも膜下出血を疑われることが多く，実際11例のCT前の臨床診断はくも膜下出血でした．運動麻痺を伴う1例で被殻出血が疑われ，1例はCTで脳室出血と診断されていました．他の2例は積極的には脳血管障害を疑われていませんでした．なお，当初から尾状核出血を疑われた症例はありませんでした．本症の存在を知っていても，CTの力を借りなければ，確定診断はほぼ不可能であろうと考えています．かつて，"脳血管造影で所見を認めないくも膜下出血"，"原発性脳室出血"などとよばれた疾患のなかに，本症が含まれている可能性も指摘されています[2]．

この総説のなかで，尾状核出血にみられる精神症状のことにも言及していました．15例中2例で精神症状として見当識障害や記憶障害をみることを記載しています．その頃検索した文献では，Steinら[2]が尾状核出血の12例中9例でなんらかの精神症状をみると報告していました．全失語や病態失認のことに触れていますので，病巣はかなり広い症例も含まれていると思いますが，記憶障害についての記載もありました．記憶障害の原因として，脳室への穿破に伴う急激な脳室拡大の影響や，視床前部への病巣の進展などがあげられていました．

現在，尾状核出血といえば純粋健忘の存在が注目されます．また，視床内側部や内包膝部の損傷でみられるような過傾眠や発動性低下なども注意が必要ですが，当時はまだまだ注目される症状ではなかったようです．注目していなければ，カルテの記載も不足がちになることでしょう．脳出血ですので多少の意識障害はあっても構いませんが，さらに3例で傾眠状態にあると記載されていました．この記載は重要であるように思いました．

15例で分析した尾状核出血の症候の要約は以下のようなものです．①頭痛や嘔吐，髄膜刺激症状をみることが多い，②くも膜下出血と誤診されることが多い，③運動麻痺はないか，あっても軽度のことが多い，④発動性の低下や過傾眠，記憶障害，性格変化などの精神症状が前景に出ることもある，しかし，⑤確定診断には画像診断が必要である．

2　尾状核の解剖

尾状核は前大脳動脈と中大脳動脈の穿通枝により灌流されています．前大脳動脈からの穿通枝は内側線条体動脈とよばれており，尾状核頭部，被殻や淡蒼球の前部，内包前脚などの主として下部を灌流しています．中大脳動脈の水平部から数本の外側線条体動脈（レンズ核線条体動脈）が分岐しています．この穿通枝は大脳基底核部や深部の大脳白質部を栄養しており，灌流域には尾状核の頭部や体部，内包前脚などの上部，内包膝部，内

包後脚の前部，放線冠，被殻，淡蒼球外側部，外包，前障などが含まれています．

尾状核出血は中大脳動脈からの穿通枝である外側線条体動脈からの出血です．しかし，外側線条体動脈からの出血は，通常，被殻出血を生じます．尾状核出血は本穿通枝の末梢部からの出血で尾状核頭部を中心とした領域に起こります．その出血部位から容易に脳室穿破をきたします．無論，尾状核下部を灌流する内側線条体動脈からの出血も起こりうると思いますが，その領域を中心とした尾状核出血例に遭遇したことはありません．

尾状核出血と高次脳機能障害を考えるときには，尾状核の機能的な解剖を理解しておく必要があります．尾状核や被殻，淡蒼球，視床下核，黒質などの大脳基底核の諸核は基底核神経回路網を形成し，運動機能に重要な役割を担っています．その障害は錐体外路症状として知られていますが，一方では，大脳基底核が大脳皮質の運動野や感覚野のみならず大脳連合野，とくに前頭前野と緊密な線維連絡を有することが知られています．DeLongとVan Allen[3]は，大脳基底核群は運動野-被殻-淡蒼球系を中心とした運動ループと，前頭連合野-尾状核系を中心とした複合ループよりなり，後者が認知機能に関連すると述べています．

また，大脳基底核や視床，前頭葉は相互に密接な線維の連絡を有しています[4]．前頭葉-線条体-淡蒼球-視床回路は，遂行機能に関与する外側前頭前野回路や，抑制系に関与する下部前頭前野回路，情動や意欲などの大脳辺縁系の機能に関与する前部帯状回回路の3つに分けられます．それぞれの回路は線条体（尾状核）と淡蒼球/黒質，視床，前頭葉を結ぶ線維連絡を有しています．その詳細は省略しますが，前頭葉でみますと，外側前頭前野回路は前頭前野背外側部が，下部前頭前野回路は前頭前野外側眼窩部が，前部帯状回回路は前部帯状回が係わることになります．大脳基底核は錐体外路として主に運動系の制御に係わるのみならず，視床や前頭葉と関連しながら，遂行機能や行動の抑制，情動など高次脳機能と密接に関連しているということができます．神経心理学の臨床の場では，常にこのような皮質-皮質下回路の

Chapter7. 尾状核出血と高次脳機能障害

3 尾状核出血の頻度

　高血圧性脳出血における尾状核出血の頻度について検討しました.

　約25年前のデータでは[1]，高血圧性脳出血の2.6％でした.平野によれば[5]，わが国における頻度をまとめると，1.6〜2.9％でした.最近の脳卒中データバンク2015によりますと[6]，14,602例の高血圧性脳出血で尾状核出血は191例（1.3％）でした.脳卒中データバンク2005では[7]，出血部位が記載されている高血圧性脳出血の2,051例でみると尾状核出血は37例（1.8％）でした.データの収集方法が異なっていますので，数字そのものの比較をしようとは思いませんが，尾状核出血は高血圧性脳出血を100例みると，1〜2名は存在するということでしょう.

　尾状核出血は運動麻痺や感覚障害を伴うことがあるとはいえ，通常の脳出血と比較しますと，非典型例が多いと思います.尾状核頭部の限局性病巣で脳室へと穿破するようなタイプでは，画像診断でないと診断できないわけです.そのようなタイプの尾状核出血は，頭痛を含む神経疾患のスクリーニングも実施しているような，より臨床の第一線の施設で診断の確率が高く出てくるのではないかと思っています.その施設の地域における神経疾患の診断の役割分担により頻度は修飾されるのではないかと思っています.

4 尾状核出血の分類と臨床症候

　尾状核出血は尾状核頭部から脳室へと穿破するタイプと周囲の大脳基底核や白質，さらには大脳皮質に拡がるタイプの2つに分けられます[8].前者（Ⅰ群）では頭痛や嘔吐，項部強直などの髄膜刺激症状が主症状で，運動や感覚の障害は存在しても軽度と思われます.後者（Ⅱ群）では病巣はより大きくなります.運動や感覚の障害を伴い，共同偏倚や神経心理学的症状が加わることもあると思います.しかし，Ⅱ群の場合，尾状核からの

出血といっても基本的には外側線条体動脈からの出血ですので，被殻出血と区別しにくいような症例も存在するものと思われます.あるいは被殻の比較的前方部の出血で，尾状核頭部から側脳室前角部へと脳室穿破したものとの区別は難しくなるように思います.内包後脚や視床へと進展し重度の運動麻痺や感覚障害を呈する状態はイメージとしては被殻出血です.

　最近の尾状核出血については平野ら11例のデータの一部を紹介しておきます[5].Ⅰ群が4例，Ⅱ群が7例でした.Ⅰ群の3例は意識清明です.Ⅱ群になれば何らかの意識障害を伴っています.そのなかの2例はJCSで3桁でした.意識障害には髄液の通過障害による水頭症なども影響することもあると思いますが，私が報告した[1]ものよりは重症例が多いようです.ただし，彼らの症例には内包後脚や視床へと進展している症例はありませんでした.頭痛や項部強直の頻度に違いが認められていました.頭痛で発症し嘔吐や項部強直などの髄膜刺激症状が前景に出てくるためくも膜下出血と誤診されることが多いという私のイメージとは多少異なっています.尾状核出血に注目し始めた頃より約20年が経過し，尾状核出血の概念も広く普及した時代の報告との違いでしょうか.

　尾状核出血のイメージを少しまとめておきたいと思います.尾状核頭部の出血は容易に脳室へと穿破します.頭痛や嘔吐，項部強直などの症状が目立ち，尾状核頭部に限局した脳出血では運動や感覚の障害は存在しても軽度であると思います.したがって，くも膜下出血との鑑別が困難となることも多いと思います.このため，画像の力を借りないと尾状核出血の診断ははなはだ困難と思っています.そう思いながら，その後，長い時間が経過しました.そのなかで気になっていることがいくつか出てきましたので，以下にまとめておきたいと思います.

1. 運動麻痺が目立つ症例

　最近は脳卒中の急性期の現場に身をおいていませんので，急性期の尾状核出血にお目にかかることはなくなりました.しかし，回復期のリハビリ

テーション施設のいくつかに顔を出していますので，その印象になりますが，結構大きな尾状核出血の症例に遭遇します．いわゆるⅡ群の尾状核出血です．

当然のことながら運動麻痺や感覚障害が重度な症例もありますし，失語症の重症例もあります．尾状核頭部の大きな出血例で深部の白質に進展した症例です．必ずしも尾状核出血は軽症例ばかりではないことを，最近痛感しています．

2. 尾状核出血と高次脳機能障害

尾状核を含む大脳基底核は，大脳連合野，とくに前頭前野と緊密な線維連絡を有しており，前頭連合野-尾状核系を中心とするループは認知機能に関連しています．また，大脳基底核は視床や前頭葉と関連しながら，高次脳機能と密接に関連していることを述べてきました．

尾状核出血で記憶障害や見当識障害，注意障害などの前頭葉症状を呈してくる場合があります．意欲の低下や無為（abulia）を主徴とする症例が存在します．この領域の損傷では多彩な神経心理学的症状が出現してくることがあり，神経心理学のトピックスのひとつでもあります．もちろんⅡ群の尾状核出血で周囲の皮質，皮質下に二次的な影響が及べば，種々の神経心理学的症状が出現してきます．しかし，その症状の発現機序は，基本的には被殻出血の場合と同様と考えられる症例も多いことと思います．

尾状核出血では多彩な神経心理学的症状が出現してきます．記憶や見当識は，いわばmental statusの基本的事項です．それが障害されるということは，現代風にいえば前頭葉機能障害や注意障害を反映させているものと理解しています．尾状核出血も含む急性期の尾状核の脳血管障害を分析したKumralら[9]の報告で最も高率に出現した症候は意欲の低下（abulia）で，精神活動の減少をきたしています（48%）．前頭葉症状も26%に出現していました．意欲の低下はよく認められる症状と思います．なお，confusionやagitation，apathyなどの症状も記載されていますし，純粋健忘を呈してくることもあります．なお，左半球損傷により失語症を呈した症例や右半球損傷により半側空間無視をきたした症例もあります．重度の失語症も含まれているようですが，尾状核や深部白質の広範な出血例でもあり，尾状核損傷のみに起因する症候であるとは考え難いように思います．

記憶障害はより一般的な概念ですが，エピソード記憶の障害や前向性記憶の障害が顕著で，即時性記憶や意味記憶，手続き記憶に障害を認めない状態を純粋健忘とよびます．Papez回路に代表される記憶の回路に損傷をきたしたときに生じてきます．尾状核出血でこの純粋健忘が出現してくることがあります．

比較的尾状核に限局した出血で，純粋健忘を主徴としました3例を紹介いたします．

症例3は68歳，右利きの男性です．ある日，外出先から帰れず警察に保護されています．ぼーっとしており元気がありませんでした．翌日，初診し，入院しました．CT（図3）で左の尾状核出血と診断しました．入院時，うとうとしており刺激がないと眠ってしまいます．しかし，起きているときはしっかりした行動をとります．いわゆるabuliaの状態で意欲は低下しています．エピソード記憶が障害されており，近時記憶の障害が著明です．記銘は重度に障害されていました．即時性記憶や手続き記憶，意味記憶に障害はなく，純粋健忘と考えました．四肢の運動や感覚に異常はありません．MMSEは26/30点で，長谷川式スケールは22/30点でした．三宅式記銘力検査で有関係対語の成績は5-6-7，無関係対語は0-0-0でした．WMS-Rでは言語性記憶は62で，視覚性記憶57，注意/集中力86，遅延再生は54でした．その後，記憶障害は改善し，やがて日常生活に支障はなくなりました．

症例4は66歳，左利きの女性です．ある日，家人が記憶障害に気づいています．同日，CTで，左尾状核出血と診断されました．軽度の純粋健忘を呈していました．画像を図4に示します．CTでみますと，X線高吸収域は内包膝部や視床前内側部にも拡がっているようにみえます．MRIフレア画像やT2*強調画像でみますと，出血部位は尾

Chapter7. 尾状核出血と高次脳機能障害

❖ 純粋健忘を主徴とした尾状核出血 ①

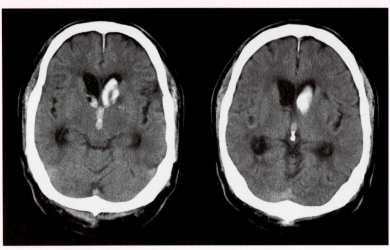

図3 症例3：68歳，男性，右利き．左尾状核出血．
CT．尾状核頭部より脳室への穿破を伴う．純粋健忘や発動性の低下を呈した．

状核頭部のみではなく，周囲の大脳基底核領域や内包膝部，視床前内側部にも拡がっており，その周囲に脳浮腫による高信号域が認められました．なお，右側に陳旧性の無症候性被殻出血も認めました．尾状核出血により純粋健忘をきたしたのは事実ですが，損傷部位は尾状核頭部のみとはいえないようです．本例の純粋健忘の責任病巣は尾状核頭部と断定してよいかは，問題があるようです．内包膝部や視床前内側部にも損傷が拡がっておりますので，その部位が健忘の発現に関与しているのかもしれません．健忘の経過は良好で，やがて改善しました．

尾状核出血の症例で出現する高次脳機能障害の責任病巣を検討する場合，尾状核のみに起因するとするか周囲の損傷も関与しているとするか，は微妙な問題があるものと思います．前頭葉症状の発現には，尾状核やその周囲の損傷による二次的な影響が関与している可能性を考慮しておくことが必要と考えています．

症例5は76歳，右利きの女性です．CT（図5）で右尾状核出血と診断しました．純粋健忘と軽度

の遂行機能障害を認めました．記憶の優位性は左側に想定されています．しかし，失語症ほど左側に偏位しておらず，右損傷でも時々出現するように思います．もちろん，左が優位側であるとしても，あるいは右が優位側であるとしても，そちらが損傷されたからといっても，いつも純粋健忘が出現してくるわけではありません．なお，前頭葉症状は，とくに左右差はなく出現してくる症状と思います．本例の純粋健忘と遂行機能障害は徐々に改善し消失しました．

Ⅱ群の尾状核出血でも，当然のことながら純粋健忘や前頭葉症状を伴うことがあります．ただし，尾状核頭部の大きな出血例で深部の白質に進展した症例で，失語症や半側空間無視を呈するような症例は，私のイメージからすると尾状核出血とは少々異なってきます．私のⅡ群のイメージに合う，血腫が外側へと進展している症例を紹介いたします．

症例6は40歳の右利きの男性です．CT（図6）で尾状核頭部を中心とした出血と診断しました．血腫は外側に進展して被殻や深部白質にも及んで

7-4 尾状核出血の分類と臨床症候

❖ 純粋健忘を主徴とした尾状核出血 ②

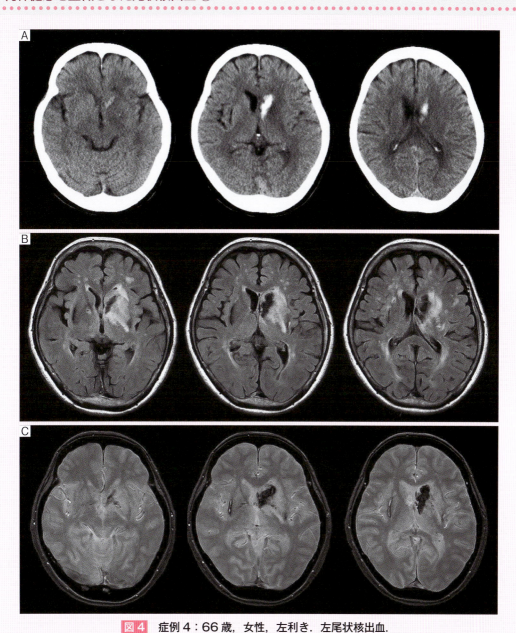

図4　症例4：66歳，女性，左利き．左尾状核出血．
CT（A），MRI フレア画像（B），T2*強調画像（C）．尾状核頭部より脳室への穿破を伴う．純粋健忘を呈した．出血は尾状核頭部のみではなく，周囲の大脳基底核領域や内包膝部，視床前内側部にも拡大している．

いました．軽度の右不全片麻痺を呈していますが，独歩は可能でした．記憶障害や前頭葉機能障害が目立ちました．当初の MMSE は 24/30 点でした．その後，右の片麻痺や記憶障害，前頭葉機能障害は徐々に改善していきました．退院時の MMSE は 29/30 点でした．なお，本例では，と

Chapter7. 尾状核出血と高次脳機能障害

❖ 純粋健忘を主徴とした尾状核出血 ③

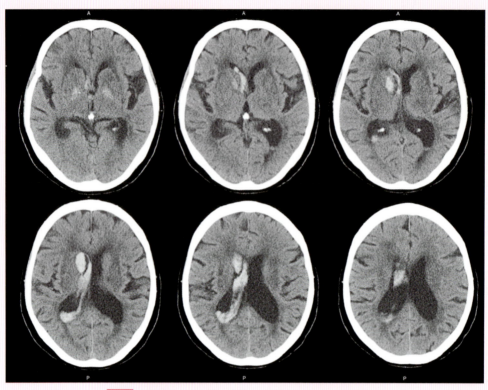

図5 症例5:76歳,女性,右利き.右尾状核出血.
CT. 純粋健忘と遂行機能障害を呈した.

くに発動性の低下や過傾眠は認めなかったようです.臨床的に意識障害や重度の運動,感覚障害で発症する被殻出血のイメージはありませんでした.失語症も認めませんでした.本例は外側線条体動脈の末梢部で微小動脈瘤が破綻し,尾状核頭部を中心とした出血をきたし,外側へと進展して被殻にも及んだのでしょうか.側脳室前角部から脳室への穿破も認めています.あるいは,被殻の前部から出血し尾状核へと進展したのかもしれません.そうであれば,尾状核出血というより被殻出血ということになりますが,臨床的には,私のイメージとする被殻出血とは異なります.運動麻痺は軽度で,記憶障害や前頭葉機能障害が目立つということは,私のイメージする尾状核出血でし

た.尾状核から出血し,外側の被殻や深部白質に及んだとすれば,まさにⅡ群の尾状核出血となります.

被殻出血のところで,失語症のことに触れました.左の被殻出血が中心前回へと進展してブローカ失語の非流暢性の発語の障害が重症になる場合もあれば,左の中心前回を中心とする前頭葉の皮質下出血が被殻へと進展し同様の症状を呈してくる場合もあると思われます.なかなかその線引きが難しい症例も存在することでしょう.尾状核出血が被殻へ進展したのか,被殻出血が尾状核へと進展したのか,区別しにくい症例が存在してもなんら不思議はないように思います.尾状核頭部を含む大きな出血が被殻や深部白質にも進展し,重

7-4 尾状核出血の分類と臨床症候

❖ 外側へと進展した尾状核出血

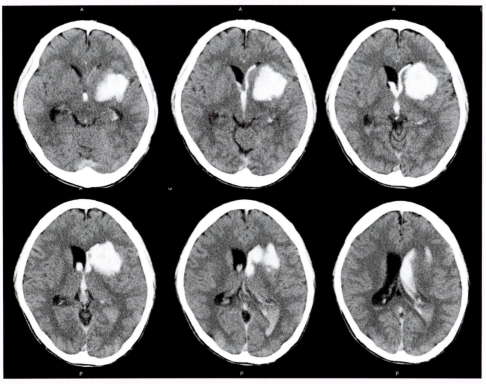

図6 症例6：40歳，男性，右利き．左尾状核出血．
CT．尾状核頭部を中心とした出血で，血腫は被殻や深部白質に進展している．

度の運動麻痺や感覚障害とともに，左ならば失語症を，右ならば半側空間無視を呈するような症例は，被殻出血と尾状核出血の区別が困難なことも多いと思います．

文　献

1) 田川皓一：尾状核出血．田川皓一 編：脳卒中の神経症候学．西村書店，東京，pp210-215，1992
2) Stein RW, Kase CS, Hier DB, et al.：Caudate hemorrhage. Neurology **34**：1549-1554, 1984
3) DeLong MR, Van Allen MW：Motor functions of the basal ganglia. In：Handbook of physiology, sect 1：The nervous system, Vol Ⅱ. Motor control (eds Brookhart JM, Mountcastle VB). American Physiological Society, Bethesda, pp1017-1061, 1981
4) 森　悦朗：基底核・視床病変による高次脳機能障害．第32回 日本高次脳機能障害学会総会抄録集．p70，2008
5) 平野照之，米原敏郎：尾状核出血．田川皓一 編：脳卒中症候学．西村書店，東京，pp290-294，2010
6) 麓健太郎，上山憲司：脳室穿破，水頭症の頻度と出血部位，危険因子との関係．小林祥泰 編：脳卒中データバンク 2015．中山書店，東京，pp148-149，2015
7) 小沢義典：脳出血の原因別・部位別・年代別・性別頻度．小林祥泰 編：脳卒中データバンク 2005．中山書店，東京，pp106-107，2005
8) Caplan LR：Caudate hemorrhage. Intracerebral hemorrhage (eds Kase CS, Caplan LR). Butterworth-Heinemann, pp329-340, 1994
9) Kumral E, Evyapan D, Balkir K：Acute caudate vascular lesions. Stroke **30**：100-108, 1999

Chapter 8

皮質下出血と高次脳機能障害 Ⅰ
―頭頂葉症候群―

本章から3回にわたり皮質下出血をとりあげます．皮質下出血はその出血部位から，高次脳機能障害の局在診断を考えるうえで，重要な疾患と考えています．まず，皮質下出血の概要について解説し，さらに，頭頂葉の皮質下出血，頭頂葉症候群について述べたいと思います．

1 皮質下出血とは

前大脳動脈や中大脳動脈，後大脳動脈の末梢部は皮質動脈とよばれ，脳表を灌流します．脳表の動脈は脳実質内へと向かい，大脳皮質や皮質下白質，さらには髄質動脈として，深部白質を栄養します．高血圧性の動脈変化はこの細動脈にも起こり，血管壊死に基づく微小動脈瘤を生じることがあり，その破綻により脳出血を発症します．皮質下に血腫を形成しますので，通常，皮質下出血とよばれていますが，その出血部位から，脳葉型の出血（脳葉出血 lobar hemorrhage）とよばれることもあります．

皮質下に出血を生じる原因疾患は多様です．やはり高血圧性脳出血が多いようです．その頻度は40％から45％程度と報告されていますが，施設により異なってきます．脳神経外科であれば，脳動脈瘤や動静脈奇形，血管腫，脳腫瘍などを原因とする頻度が高くなるでしょうし，高齢者の診療にあたる施設ではアミロイドアンギオパチーを原因とする可能性が高くなります．なお，血液疾患による出血や抗凝血薬療法の伴う出血も考慮しておく必要があります．皮質下出血は他の部位の出血よりもその発症に高血圧以外の要因の関与が大きいことも指摘されています．もちろん高血圧が存在するからといって，非高血圧性の皮質下出血

の存在を否定することにはならないと思います．

今回は，原則として高血圧性の皮質下出血と診断した症例を紹介します．

2 皮質下出血の頻度と部位

最新の脳卒中データバンク2015で皮質下出血の実態を調べてみました[1]．1999年から2013年までに登録された一過性脳虚血発作を除く脳卒中95,844例のデータでみれば，脳梗塞は72,777例（75.9％）で，脳出血は17,723例（18.5％），くも膜下出血は5,344例（5.6％）でした．

出血性脳卒中は23,067例となりますが，14,602例（63.3％）が高血圧性脳出血で，374例（1.6％）が脳動静脈奇形からの出血，2,747例（11.9％）はその他の脳出血，5,344例（23.2％）がくも膜下出血でした．皮質下出血の場合でも，血管奇形や特殊な血管病変などが否定できて，かつ，明らかな高血圧があれば高血圧性脳出血に分類されています．なお，「その他の脳出血」とは高血圧を有しない脳出血でアミロイドアンギオパチーに代表されるような特殊な血管病変からの出血と考えられる疾患が含まれることになります．

14,602例の高血圧性脳出血を対象として，その出血部位が検討されています[2]．部位別の内訳をみますと，被殻出血は5,092例（34.9％）で，視床出血が4,602例（31.5％），脳幹出血1,330例（9.1％），小脳出血1,198例（8.2％），尾状核出血191例（1.3％），皮質下出血は1,725例（11.8）でした．その他の部位の脳出血が141例（1.0％）でした．どこまで高血圧性といってよいかが問題となります．なお，欧米での報告では皮質下出血の頻度はさらに高率になっているようです．

76

皮質下出血の部位別頻度についていくつかの報告があります．ただし，高血圧性の皮質下出血のみではなく，種々の原因疾患によるものも含まれています．国立循環器病センターからの109例でみますと[3]，頭頂葉の出血が最も高頻度で，側頭葉，後頭葉，前頭葉の順でした．血腫が大きくなれば，複数の脳葉が障害されてきますし，血腫が小さく，神経学的に silent であれば見逃されることもあると思います．複数の脳葉にわたるときは重複して集計されることになりますが，頭頂葉が55例で，側頭葉，後頭葉，前頭葉はそれぞれ38例，32例，22例でした．なお，一葉に限局した72例で血腫部位をみても，やはり頭頂葉と側頭葉が多く，前頭葉，後頭葉の順でした．大脳で占める体積でいえば圧倒的に前頭葉が大きいことを考えますと，頭頂葉や側頭葉で頻度が高いことは意外に感じられます．血管病変の好発部位が頭頂葉や側頭葉にあるのか，前頭葉では症候が目立たないのか，その原因ははっきりしません．ただし，前頭葉に存在する比較的小さな皮質下出血は他の脳葉に比較して臨床症状を呈しにくかろうという印象はあります．東北脳血管障害懇話会共同研究報告[4]の成績でみましても，障害される脳葉は頭頂葉，側頭葉，後頭葉，前頭葉の順でした．

しかし，必ずしも頭頂葉が多いというわけでもありません．米国の Stroke Data Bank[5]でみますと，皮質下出血65例中一葉に限局するものは30例（46％）でした．前頭葉が17％，頭頂葉11％，側頭葉9％，後頭葉9％と報告されています．前頭葉が多いように思えますが，二葉にまたがるものは27例（42％）で，前頭-頭頂葉が9％であり，頭頂-側頭葉が14％で，頭頂-後頭葉14％，側頭-後頭葉3％，前頭-側頭葉2％でした．三葉にまたがるものは8例（12％）で，前頭-頭頂-側頭葉6％，頭頂-側頭-後頭葉6％でした．単純に加算すれば，頭頂葉に存在するものは60％で，前頭葉34％，側頭葉40％，後頭葉33％となります．わが国の成績と類似してきます．頭頂葉と側頭葉は他の三葉と接する位置に存在するため，血腫が増大したときに同時に障害されてくる頻度が高いことを意味しているのでしょうか．一葉に限局した

皮質下出血の頻度をみれば，責任出血血管の存在部位は脳で占める体積とよく相関しているようにも思えてきます．なお，側頭葉の皮質下出血の頻度が高いとする報告もみかけたことがあります[6]．

微小動脈瘤の発生頻度が頭頂葉で高いのであれば，頭頂葉の皮質下出血の頻度が高くなるのも，うなずける所見ということもできますが，そのような成績があるかはよくわかりません．まず，高血圧性の皮質下出血のみに限定した多数例での検討が必要と思われます．

3　皮質下出血の臨床

出現する神経症候は出血の部位や大きさによって左右されることになりますので，個々の症例で異なってきます．皮質下出血に特有な症候があるわけではありませんので，皮質下出血であれば，左側か，右側か，部位は前頭葉か，側頭葉か，頭頂葉か，後頭葉か，二葉，三葉にわたるかを，はっきりさせることが必要です．皮質下出血の患者であるとの紹介は病状を何も語っていないことになります．

一般的な脳出血の臨床症候として，頭痛や嘔気，嘔吐などが出現してくることがあります．けいれんの頻度は他の部位の出血より高頻度であると指摘されています．大きな出血であれば意識障害も重度となります．意識障害は重症度の指標であり，個々の症例で救急疾患としての対応が必要と思います．

出血の部位に応じて，種々の神経症候が出現してきます．要素的な運動や感覚の障害は錐体路や知覚の伝導路に影響を与えるような部位の出血で出現してくることでしょう．視野の障害は後頭葉や頭頂葉の皮質下出血で認められる症候です．皮質下出血の症候で注目すべきは，何といっても多彩な高次脳機能障害と思います．皮質下出血は大脳の機能局在を考えるうえで貴重な情報を与えてくれる疾患と思います．Chapter 8～10では，脳葉ごとに局在診断を考えていきたいと思います．

皮質下出血は，しばしば脳塞栓症による血管閉塞症候群と区別できないような高次脳機能障害を

Chapter8. 皮質下出血と高次脳機能障害 Ⅰ—頭頂葉症候群—

呈してきます．しかし，皮質下出血の病巣は，脳塞栓症と違って脳動脈の灌流域に一致するとは限りません．大脳の皮質症候の局在診断を考えるとき，脳塞栓症とは違った重要な所見を提供してくることもありますので，脳梗塞と対比させながら，検討を加えたいと思っています．

4 頭頂葉の機能とその障害

1. 頭頂葉の解剖と機能

中心溝と後中心溝に囲まれる領域は中心後回であり，一次体性感覚野です．その後方部は頭頂連合野で，頭頂間溝により上頭頂小葉と下頭頂小葉に分けられています．下頭頂小葉は縁上回と角回により構成されています．頭頂葉内側部には楔前部や帯状回後部などが存在します．頭頂連合野は視空間認知や身体認知，触認知，言語，読み書き，計算，高次の行為などに関与しています．帯状回そのものは大脳辺縁系に位置づけられていますが，本書では機能的な結びつきを考慮し，帯状回の前部は前頭葉，後部は頭頂葉に含めて解説します．

2. 頭頂葉損傷による臨床症候

頭頂葉障害では要素的な感覚障害や視野障害とともに，多彩な神経心理学的症状が出現してきます．

中心後回の障害により皮質性の感覚障害が出現してきます．二点識別覚や触覚定位，皮膚の書字覚，重量覚，立体覚などの複合感覚の障害を認めます．一般に表在性の感覚障害は軽度です．頭頂葉障害で視放線が損傷されることがあります．下四半盲を呈してきます．

視空間の認知には頭頂葉の関与が重視されています．左半側空間無視は右半球損傷で出現する代表的な頭頂葉の症候と思われます．Bálint 症候群も両側の頭頂葉損傷により出現してきます．視覚性運動失調（ataxie optique）の責任病巣は頭頂間溝の周辺部に存在します．地誌的障害の一型である道順障害の出現には右の脳梁膨大後方部領域から頭頂葉内側部にかけての障害が関与していま

す．

身体失認も頭頂葉損傷が関与します．Gerstmann 症候群は左損傷で，病態失認は右損傷で出現してきます．触覚性失認も頭頂葉障害で出現してくる症候です．

失語症では左の縁上回の障害との関連性で伝導性失語が論じられています．

左の角回を中心とした病巣で読み書き障害が出現してきます．古典的な失読失書の責任病巣と考えられてきましたが，角回損傷では純粋失書の出現をみることが多く，頭頂葉性純粋失書とよばれています．失行性失書や構成失書の責任病巣は上頭頂小葉と考えられています．失計算も頭頂葉の障害で出現してきます．

失行症としては観念性失行や観念運動性失行，着衣失行などをみることがあります．観念性失行や観念運動性失行は，通常，角回を中心とした左の下頭頂小葉の損傷が重視されています．着衣失行は右半球損傷により出現する症状です．なお，中心後回の限局性障害による肢節運動失行も知られています．

頭頂葉症候群を論じるときに，Bálint 症候群は重要な症候ですが，両側の頭頂葉病巣が関与しますので，後ほどの「両側性の脳出血と高次脳機能障害」で論じることにします．

5 頭頂葉症候群

1. 半側空間無視

視覚情報処理の面から視空間の認知過程を考えますと，後頭葉から頭頂葉へと向かう背側の流れが重要になります．「どこ系」とよばれており，運動や位置の処理に関係してきます．なお，この背側の流れは，背腹側と背背側の流れに分けることができます．背腹側の流れは，下頭頂小葉へと向かいます．これが狭義の「どこ系」で，この損傷により半側空間無視が出現してきます．背背側の流れは，頭頂間溝へと向かい，「いかに系」とよばれています．上頭頂小葉が関与する無意識の運動で，この流れが障害されてくると視覚性運動失調が出現してきます．

視空間の情報処理は右半球が優位であると考えられていますので，通常は，右の損傷で左半側空間無視として観察されます．左半側空間無視の古典的な責任病巣は，右の頭頂葉後部であり，とくに下頭頂小葉が重視されています．しかし，前頭葉性無視という概念もありますように，頭頂葉損傷でのみ出現してくるわけでもありません．頭頂葉と前頭葉の関係をみてみますと，頭頂葉は，注意や知覚，認知の面での役割が大きく，前頭葉は運動や反応面での役割を演じることになります．頭頂葉は入力面，前頭葉は出力面を担うといってよいでしょう．ということは半側空間無視の発現には，多くの部位が関与しうるといえそうです．半側空間無視の責任病巣は必ずしも特定の領域に求めることはできないかもしれません．ただし，頭頂葉と前頭葉の両領域にまたがる病巣では，障害は重度となってくるとはいえそうです．

半側空間無視を生じる脳血管障害は多彩です．脳梗塞でも脳出血でも出現してきます．脳梗塞であれば，内頸動脈閉塞症でも，中大脳動脈閉塞症でも，後大脳動脈閉塞症でも，前脈絡叢動脈閉塞症でも起こってきます．脳出血であれば，被殻出血でも，視床出血でも，皮質下出血でも出現してくると思います．

なお，空間無視は，通常右半球損傷で左半側空間無視の形をとることが多いのですが，臨床の場では左半球損傷による右半側空間無視を呈することもしばしばあります．失語症と右半側空間無視が同時に出現してくるわけです．この場合，以前は空間への大脳優位性が左にシフトしている，すなわち，言語の優位半球も空間認知の優位性も左にあるのではないかと考えられてきたように思います．実際そのようなケースも存在すると思います．しかし，右半側空間無視が急速に改善するようなケースも多く，左半球損傷で右半側空間無視を伴うときは，必ずしも方向性の注意の側性化が右よりも左に偏していると考えなくてもよいのではないかと思っています．

予後は各症例で異なると思いますが，右の頭頂葉を中心とする皮質下出血では左の半側空間無視が高率に出現してきます．3例を紹介し，臨床経過を考えてみます．

症例1は74歳，右利きの男性です．軽度の左不全片麻痺や左の感覚障害とともに，左半側空間無視を認めました．半側空間無視は，当初，重度でした．CT（図1）で右の側頭葉から頭頂葉にかけての皮質下出血を認めました．血腫は角回や縁上回などの下頭頂小葉にも及んでいます．左の片麻痺や感覚障害は順調に改善しています．それと並行して半側空間無視も改善し，やがて日常生活に支障のない状態に復しました．

症例2は67歳，右利きの女性です．ある日，急性の左上下肢の脱力で発症しました．しかし，運動麻痺は軽度でした．左の感覚障害も軽度でした．左半側空間無視も認めましたが，これも軽度でした．CT（図2）で右の側頭葉から頭頂葉にかけての皮質下出血を認めましたが，症例1と比較しますと，下頭頂小葉の損傷は軽度のように思います．運動麻痺や感覚障害，半側空間無視は速やかに改善しました．

症例3は62歳，右利きの男性です．左側がぶつかりやすいと訴えました．翌日になり，軽度の左上下肢の脱力に気づき入院しました．左不全片麻痺と左半身の感覚鈍麻を認めましたが，軽度でした．左半側空間無視も認めますが軽度でした．CT（図3）で右の頭頂葉の皮質下出血を認めます．血腫は下頭頂小葉の比較的上部から上頭頂小葉にかけて存在しているようです．運動や感覚の障害も半側空間無視も急速に改善しました．半側空間無視の改善後，左視野で左上肢に著明な周辺視野における視覚性運動失調を認めました．

この3例は右の頭頂葉後部を含む皮質下出血です．1例は下頭頂小葉の損傷が明らかで急性期に重度の左半側空間無視を認めました．本例では下頭頂小葉に病巣の主座がありましたが，半側空間無視には改善が認められました．本例のように半側空間無視の古典的責任病巣に損傷があっても，半側空間無視は徐々に改善するようです．重度で永続するような半側空間無視は頭頂葉のみならず前頭葉にも病巣を有するような広範な脳損傷例で観察されると思います．この場合，通常，運動麻痺や感覚障害も重度です．また，片麻痺を否認す

❖ 左半側空間無視を呈した右側頭頭頂葉皮質下出血 ①

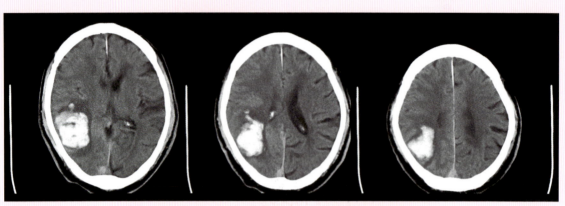

図1 症例1：74歳，男性，右利き．右側頭頭頂葉皮質下出血．
CT．左半側空間無視．血腫は角回や縁上回など下頭頂小葉にも拡がっている．

❖ 左半側空間無視を呈した右側頭頭頂葉皮質下出血 ②

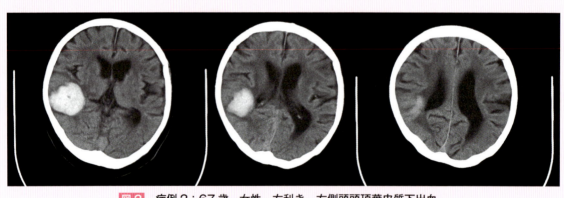

図2 症例2：67歳，女性，右利き．右側頭頭頂葉皮質下出血．
CT．下頭頂小葉の損傷は軽度であり，左半側空間無視を呈したが，症状は速やかに改善した．

るような病態失認を伴うことも多いようです．他の2例は，血腫による下頭頂小葉への影響は少ないとみえ，左半側空間無視は当初より軽度で，急速に改善しました．血腫の占拠部位により半側空間無視の重症度に差異が出てくることを理解できると思います．

病態失認のことで多少解説を加えておきます．片麻痺を否認する病態失認には，右の頭頂葉が関与します．しかし，病態失認が出現するためには，重度の麻痺の存在が必要です．あるいは，深部感覚の重度の障害が必要であるかもしれません．右の頭頂葉に損傷があるといっても今回の3例程度の皮質下出血では，運動や感覚の障害も重度ではありませんし，病態失認が生じてくることはあり

❖ 左半側空間無視を呈した右頭頂葉皮質下出血

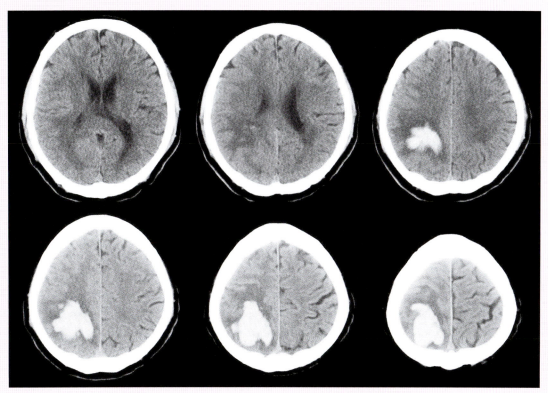

図3 症例3：62歳，男性，右利き．右頭頂葉皮質下出血．
CT．血腫は下頭頂小葉の比較的上部から上頭頂小葉にかけて存在している．左半側空間無視を呈したが，下頭頂小葉の損傷は軽度であり，症状は急速に改善した．

ません．皮質下出血で出現するとすれば，前頭葉頭頂葉に拡がるような広範な出血であると思います．当然のことながら，神経症候は重度で救命のための外科的処置が必要となる重症例と思います．重症例を扱う脳卒中センターでもなければ，そのような皮質下出血の急性期症例に遭遇することは少ないことでしょう．片麻痺を否認する病態失認は，広範な中大脳動脈領域の梗塞や中等度以上の被殻出血で観察されることが多いように思います．大きな視床出血でも出現してくることがあります．

2. 視覚性運動失調（ataxie optique）

Bálint症候群では注視した物体に正確に手を伸ばせなくなります．この症候は視覚性運動失調（optische Ataxie）とよばれています．一方，注視点より離れた周辺視野で対象をうまくとらえられない状態も視覚性運動失調（ataxie optique）とよばれています．日本語では，optische Ataxie も ataxie optique も視覚性運動失調と訳されますので，どのような意味で使用されているかの確認が必要です．ここで論じるのは，視覚性運動失調（ataxie optique）です．

視覚性運動失調も視空間の認知過程の障害により発現してきます．後頭葉から頭頂葉へと向かう

Chapter8. 皮質下出血と高次脳機能障害 I —頭頂葉症候群—

❖ 視覚性運動失調を呈した左頭頂葉皮質下出血

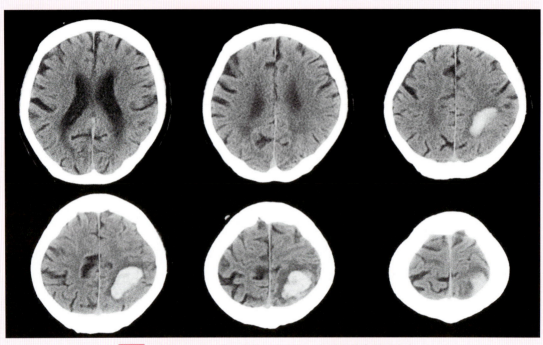

図4 症例4：81歳，男性，右利き．左頭頂葉皮質下出血．
CT．視覚性運動失調．血腫は頭頂間溝周囲に存在している．

背側の流れは，「どこ系」とよばれていますが，背背側の流れは頭頂間溝へと向かい，「いかに系」とよばれています．上頭頂小葉が関与し，無意識の運動が障害されます．本症候の責任病巣は頭頂間溝の周辺にありますが，とくに頭頂間溝内壁やや後方寄りから上頭頂小葉の損傷で生じるといわれています．内側頭頂間溝の MIP (middle intraparietal area) の関与が考えられています[7].

この部位での障害は，視覚にも体性感覚にも依存していますが，視覚への依存がより強いと思われます．そのため，ずれの程度は，病巣と反対側の視野の対象に反対側の手を伸ばしたときが最も大きくなります．順に，反対側の視野に同側の手，同側の視野に反対側の手で障害は減少し，同側の視野に同側の手では，ずれはないと考えられています．障害の程度の差はあっても，両視野で症候をみること，また，両手で症候をみることが視覚性運動失調の特徴と思います．

なお，頭頂間溝とその近辺の障害による症候学としては，視覚性運動失調のみならず，遠近の認知や傾きの認知，スピードの認知，自己身体の定位などにも，注目しておきたいと思っています．

頭頂間溝周辺に病巣を有する3例を紹介します．
症例4は81歳，右利きの男性です．ある日，物がうまくつかめないと訴えています．また，フラフラするとも訴えました．同日，入院しました．CT（図4）で左頭頂葉皮質下出血と診断しました．視野の障害は目立ちません．視覚性運動失調を認め，右の視野での右手の障害が最も重度で，右視野での左手の障害は中等度，左視野での右手の障害は軽度でした．左手の視覚性運動失調は認めませんでした．なお，しばらくの間，めまい感

❖ 視覚性運動失調を呈した右頭頂後頭葉皮質下出血

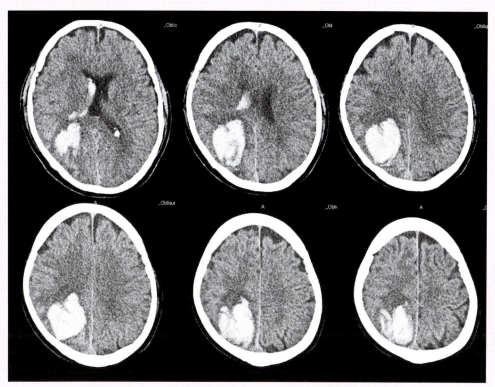

図5 症例5：66歳，男性，右利き．右頭頂後頭葉皮質下出血．
CT．視覚性運動失調．血腫は後頭葉外側部から頭頂葉にかけて拡がり，頭頂間溝周囲を含んでいる．

を訴えていました．

　症例5は66歳，右利きの男性です．ある日，左の方がみえにくいと訴え入院しました．CT（図5）で右頭頂後頭葉皮質下出血と診断しました．血腫は症例4より大きく後頭葉外側部から頭頂葉にかけて認めますが，縁上回や角回などの下頭頂小葉よりは上部の頭頂間溝周囲へと拡がっていました．神経学的検査で，左下四半盲や軽度の左半側空間無視に加え，左に顕著な視覚性運動失調を認めました．なお，遠近感の障害やスピード感の障害も訴えていました．

　これまでの経験から，頭頂間溝周辺に病巣があるからといって，常に視覚性運動失調に気づくというわけではありません．半側空間無視の存在が

あれば視覚性運動失調を論じにくいこともありますので，病巣が大きければかえって診断しにくい症候かもしれません．そもそも視覚性運動失調は無意識的な周辺視野での障害ですから，臨床的に目立たないのが普通です．しかし，この領域に損傷を有する症例には，留意しておきたい訴えがあります．中枢性の平衡障害と考えられるめまいの訴えであり，遠近感や傾き，スピード感の認知障害などがそれに相当します．

　視覚性運動失調ははっきりしませんでしたが，めまいで発症し，遠近感がなくなったと訴えた症例を経験しました．症例6は56歳，右利きの男性です．ある日，車の運転中に急にめまいが出現しました．周囲の風景に遠近感がなくなったとい

Chapter8. 皮質下出血と高次脳機能障害 I —頭頂葉症候群—

❖ 遠近感に障害を訴えた左頭頂後頭葉皮質下出血

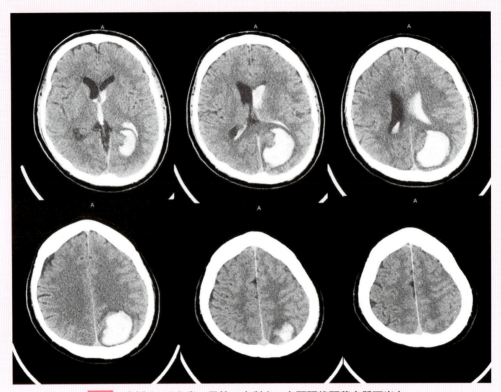

図6 症例6：56歳，男性，右利き．左頭頂後頭葉皮質下出血．
CT．視覚性運動失調は認めないが，遠近感の喪失を訴えた．血腫は後頭葉から頭頂間溝領域へと拡がる．

うことで，すぐに救急病院を受診しました．CT（図6）で左の頭頂後頭葉皮質下出血と診断され，入院しました．神経学的検査で右下四半盲を認めました．右の指先の軽度のしびれ感を訴えましたが，運動障害はなく，視覚性運動失調や右の半側空間無視は認められません．なお，軽度の記憶障害を認めました．記憶障害は retrosplenial amnesia と考えられる純粋健忘でした．この症例では，訴えが印象に残っています．まず，めまいで発症したこと，車の運転中の発症で周囲の風景の遠近の感覚がわからなくなったこと，運動麻痺や運動失調はないのに階段を降りるときの不安感があったことなどでした．階段の昇降に支障をきたしたのは，傾きの認知に障害があったためのものでしょうか．

これまで，頭頂間溝周囲の症候学はあまり注目されていなかったように思いますが，視覚性運動失調とともに，遠近感やスピード，傾きなどの認知障害には留意したいものと考えています．また，自己身体の定位の障害が出現することも知られているようです．

3．道順障害

地誌的障害は「熟知しているはずの場所で道に迷う」[8,9]というのが基本的な症状です．近年，地誌的障害は道順障害と街並失認という概念で整理されています．道順障害では「目の前の建物が何であるかはわかるが，その角をどちらに行けばよ

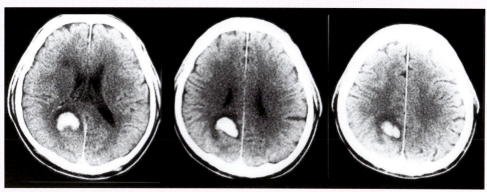

❖ 道順障害を呈した右頭頂葉皮質下出血

図7 症例7：53歳，男性，右利き．右頭頂葉皮質下出血．
CT．道順障害．血腫は右の脳梁膨大の後方部領域から頭頂葉内側部にかけて存在している．

いかわからないために道に迷い」，街並失認では「熟知している家屋や街並が初めてのように感じるために道に迷う」[8,9]ということになります．しかし，道に迷う原因はさまざまです．左半側空間無視があるため，右へ右へと行ってしまうために道に迷うということもあります．記憶障害や認知症があれば，道に迷うこともあるでしょうし，単なる方向音痴かもしれません．旧知の場所か，新規の場所か，当然問題とはなってきますが，知らないところで迷うのはすぐには地誌的障害といえないことになります．

道順障害の責任病巣は右の脳梁膨大後方部領域から頭頂葉内側部にかけての部位に想定されています．この領域の皮質下出血による報告例が多いと思いますが，脳梁膨大後方部領域から頭頂葉内側部の楔前部やその周辺は後大脳動脈の灌流域にありますので，右の後大脳動脈閉塞症に伴って道順障害が出現してくることがあります[10]．なお，街並失認は風景の視覚的認知障害であり，視覚性失認の一型と考えられています．その責任病巣として右の海馬傍回を中心に舌状回や紡錘状回に拡がる領域が想定されていますので，側頭葉内側部の損傷で出現してきます．海馬傍回は後大脳動脈の灌流域にあります．右の後大脳動脈閉塞症で数例の経験はありますが，皮質下出血で経験したことはありません．

私が最初に経験した道順障害の症例[11]（症例7）は，53歳の右利きの男性でした．ある日，会社から自宅へ車を運転して帰る途中で道に迷っています．生まれ育った熟知した場所での出来事でした．CT（図7）で右の脳梁膨大後方部領域から頭頂葉内側部にかけての皮質下出血を認めました．その後，同じような部位の皮質下出血で道順障害をきたした多くの症例に遭遇しました．

4．失語症

伝導性失語の責任病巣は，通常，左の縁上回とその皮質下の弓状束に想定されています．この領域に限局した皮質下出血で伝導性失語が出現することが予想されます．

伝導性失語では基本的に発語は流暢です．聴覚的理解も比較的保たれています．しかし，発語に際して音韻性錯語が著明となり，復唱が障害されてきます．復唱障害が強調されることもありますが，自発話においても，呼称や読みにおいても出現してくる音韻性錯語が主症状となります．患者は音韻性錯語を自覚しています．そのため，何度も修正を加えながら正しい音を探します．この接

Chapter8. 皮質下出血と高次脳機能障害Ⅰ―頭頂葉症候群―

❖ **伝導性失語を呈した左頭頂葉皮質下出血 ①**

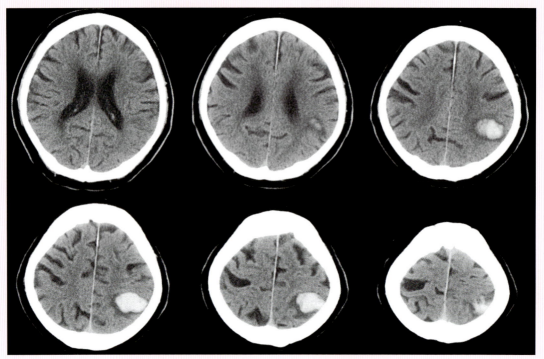

図8 症例8：70歳，男性，右利き．左頭頂葉皮質下出血．
伝導性失語．CTで縁上回を含む頭頂葉に出血をみる．

近行動が特徴です．錯語は失語症の中核症状です．音韻性錯語は，伝導性失語のみで出現してくるわけではありませんが，音韻性錯語が頻発し，それが主症状であれば，縁上回の皮質，皮質下病巣の存在が強く示唆されます．

皮質下出血は二葉，三葉にまたがることがあります．血腫が左側の側頭葉から頭頂葉にまたがるように存在しますと，ウェルニッケ領野にも損傷を生じます．この場合，ウェルニッケ失語を呈してくることになります．ウェルニッケ失語は側頭葉症候群で扱います．病巣が頭頂葉の角回や縁上回に拡がると，失語は重度となり，読み書きや計算の障害も著明となることでしょう．

超皮質性感覚性失語の責任病巣はウェルニッケ領野を取り囲むような部位に想定されています．頭頂葉もそのような部位に存在しますので，この

タイプの失語症を呈してくることもあります．場合によっては健忘性失語を呈することもあります．

頭頂葉を中心とした皮質下出血の3例を紹介します．

症例8は70歳，右利きの男性です．ある日，急にことばがしゃべりにくくなり，入院しました．中等度の伝導性失語を認めています．四肢の運動や感覚には障害は認めませんでした．CT（図8）で左の頭頂葉皮質下出血を認めました．血腫には縁上回が含まれていますが，損傷はそれほど広範ではなさそうです．失語症の臨床経過は良好で，2週間で退院しました．

症例9は62歳，右利きの男性です．ことばの言い間違いを主訴に入院しました．音韻性錯語を認め，軽度の伝導性失語を疑いました．CT（図9）で左頭頂葉皮質下出血を認めますが，縁上回

❖ 伝導性失語を呈した左頭頂葉皮質下出血 ②

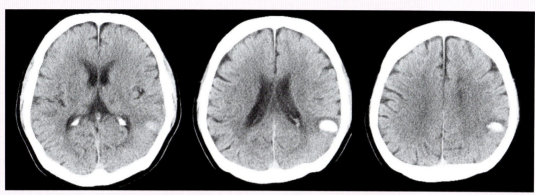

図9 症例9：62歳，男性，右利き．左頭頂葉皮質下出血．
伝導性失語（軽症）．CTで縁上回の損傷は軽微であり，失語も軽症であった．

の損傷は症例8よりも軽微です．失語症状もごく軽度で急速に改善しました．

症例10は69歳，右利きの男性です．ことばのつじつまが合わないとのことで入院しました．入院時は中等度のウェルニッケ失語を呈していました．CT（図10）で左の頭頂葉皮質下出血を確認しました．血腫は下頭頂小葉でも後方部で主として角回に存在するようです．この血腫の下部にはウェルニッケ領野が存在します．出血による影響がウェルニッケ領野に及んだため，急性期にはウェルニッケ失語を呈したものと思います．その影響がとれるにつれ失語症は改善していきましたが，出血はウェルニッケ領野を取り囲むような領域にありますので超皮質性感覚性失語の病像を呈しました．この失語症も改善していきました．

連載終了後，伝導性失語で発症し，中等度の伝導性失語が持続した頭頂葉皮質下出血の症例を経験しましたので紹介します．症例11は72歳，右利きの女性で，ある日，失語症で発症しました．伝導性失語を主徴としており，左頭頂葉皮質下出血を認めました．図11にCT（図11-A）とMRI T_2 強調画像（図11-B）を示しています．左の頭頂葉で縁上回を中心とする出血巣を認めます．急性期には皮質下出血に伴う浮腫による虚血

部位が側頭葉上部にも拡がっていました．

脳梗塞では，ときどき伝導性失語が持続する症例に遭遇します．縁上回は主として中大脳動脈の皮質枝である後頭頂動脈により灌流されていますので，その閉塞，とくに塞栓性閉塞により典型的な伝導性失語が出現してきます．皮質下出血の場合は，脳動脈の灌流域に一致した病巣を呈するとは限りませんが，左の頭頂葉で縁上回を中心とした皮質下出血では伝導性失語を呈してくるものと思われます．

5．純粋失書

失読失書の古典的責任病巣は左の角回に求められてきました．しかし，角回のみを責任病巣と特定するには問題があるとの指摘があります．山鳥先生[12]は，要約すると「失読失書の責任病巣は左の角回にあるといわれてきたが，責任病巣を角回に特定するにはデータが十分とはいえない．病巣が角回近傍にあるとしても，いずれも深部白質であり，責任病巣を角回という特定の皮質に結びつけるより，むしろ下部頭頂葉，側頭葉後縁，および後頭葉の中間部に位置する白質と考える方が自然であり，深部白質の連合線維障害に病巣を求めるべきかもしれない」とする見解を述べています．

Chapter8. 皮質下出血と高次脳機能障害Ⅰ―頭頂葉症候群―

❖ 超皮質性感覚性失語を呈した左頭頂葉皮質下出血

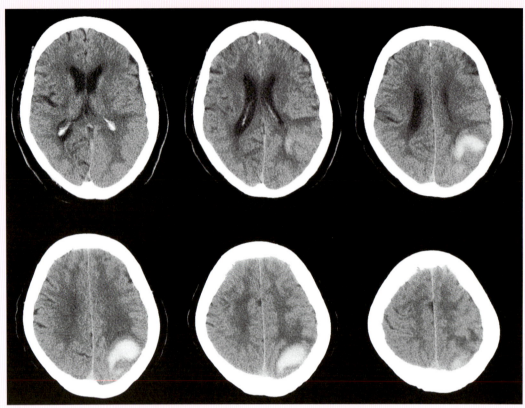

図10 症例10：69歳，男性，右利き．左頭頂葉皮質下出血．
超皮質性感覚性失語．CTで血腫は下頭頂小葉の後方部に存在する．出血による影響がウェルニッケ領野に及んだために急性期にはウェルニッケ失語を呈したが，やがて超皮質性感覚性失語へと移行した．

まったく同感で，左の角回損傷で典型的な失読失書を呈した症例を経験したことはありません．この部位の損傷では，通常，純粋失書を呈してくると思います．

純粋失書は書字の障害を主徴とし，自発書字や書き取りの障害が著明となります．写字は保たれているといわれていますが，筆順などを考えるとまったく問題はないとはいえないようです．純粋失書の責任病巣は頭頂葉や前頭葉に求められています．それぞれ，頭頂葉性純粋失書や前頭葉性純粋失書とよばれています．頭頂葉性の純粋失書の責任病巣は左の頭頂葉で角回を中心とする下頭頂小葉に求められています．左の角回症候群で有名なのはGerstmann症候群です．純粋例の報告は多くはありませんが，失書はその4主徴のひとつです．以前から角回損傷による純粋失書はよく知られていたわけです．

症例12は58歳，右利きの男性です．ある日の夕食後，左側頭部痛を訴えました．嘔吐がありました．家族によれば，"何となく様子がおかしかった"ということで入院しました．神経学的検査では，右下四半盲と純粋失書を認めました．漢字の障害がより顕著でした．CT（図12）により下頭頂葉を中心とした皮質下出血を認めました．

8-5 頭頂葉症候群

❖ 伝導性失語を呈した左頭頂葉皮質下出血 ③

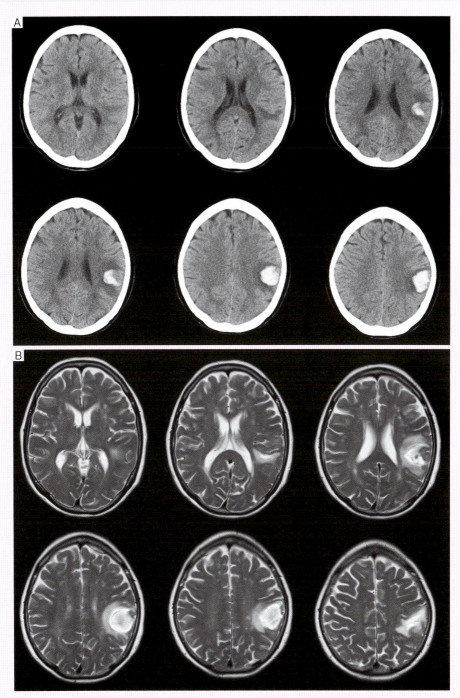

図11 症例11：72歳，女性，右利き．左頭頂葉皮質下出血．
伝導性失語．CT（A）とMRI T$_2$強調画像（B）で左の頭頂葉皮質下出血を認めた．側頭葉上部にも虚血部位が拡がっている．

❖ 純粋失書を呈した左頭頂葉皮質下出血

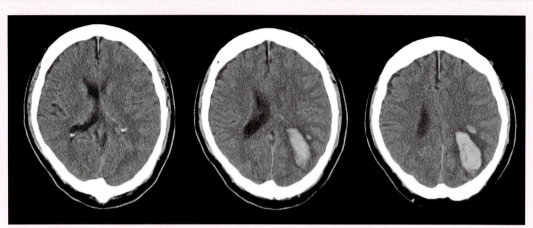

図12 症例12：58歳，男性，右利き．左頭頂葉皮質下出血．
純粋失書．CTで下頭頂葉を中心に皮質下出血を認めた．

　頭頂葉損傷による書字障害について，補足しておきます．失行性失書や構成失書は左の上頭頂小葉の障害により生じます．書字運動そのものの障害によるものではないかと考えられていますが，稀な症候です．

　なお，右半球損傷で出現してくる書字障害に空間性失書があります．空間性失書は spatial dysgraphia とよばれていることからも，左半球損傷による失書（agraphia）とは，趣が異なります．通常は左半側空間無視に伴って出現していますので，右頭頂葉病巣に起因すると考えられています．

6. 失計算

　計算障害は種々の要因で出現してきます．記憶障害や意識障害，注意障害，認知症などでも生じてくることになりますし，失語症や半側無視でも計算障害を伴うことがあります．計算障害の評価が困難となることがあります．失語症を背景にした計算障害は失語性失計算とよばれ，半側空間無視を背景にした計算障害は視空間性失計算とよばれたりしています．

　このような原因によらない計算障害が，一次性の計算障害であり，失計算（失算）や失演算とよ

ばれています[13,14]．脳損傷により，獲得されていた計算能力に障害をきたした状態です．その責任病巣は左の頭頂葉に想定されていました．左の角回症候群で有名なのはGerstmann症候群です．失計算は失書とともに4主徴のひとつです．角回損傷の重要性が指摘されてきました．純粋失演算の症例も報告されています．その責任病巣は種々に報告されていますが，多くの症例は左の頭頂葉を含む病巣と思われます．とくに頭頂間溝周囲の病巣が多いとの指摘もあります[14]．しかし，失計算の責任病巣は，必ずしも頭頂葉ばかりではなく左の前頭葉後部や被殻周辺部などの障害による報告もみられます[14]．

　一次性の失計算は，失象徴性失計算と失演算に分類できます．失象徴性失計算には① 数学的概念や数学的規則の理解障害に基づくものと，② 数字と音韻の対応が困難となる信号変換の障害に基づくものがあげられます．数学的概念や規則の障害では，個々の数と意味の対応や数に関する知識，演算記号の理解，大小の比較，十進法などについて評価します．信号変換の障害があれば，数の読み書きや演算記号の読み書きが困難となってきます．

失演算には，①算術的事実（arithmetic facts）の障害と，②計算手続きの障害が含まれます．算術的事実とは，一桁同士の加減算（4＋3，5－2）のように事実として頭のなかに蓄えられている知識をいいます．日本人であれば，乗算の「九九」もこれに相当します．この簡単な計算の障害が，算術的事実の障害になります．算術的事実の範囲を超えた数の計算においては，繰り上がりや繰り下がりの手続きを理解しておかねばなりません．この手続きが障害された状態を計算手続きの障害とよんでいます．

失計算で印象に残る症例を紹介します．症例13は65歳，右利きの男性です．左利きの素因はありませんでした．ある日，頭痛を訴え，近くの医院を受診し，脳出血と診断されています．計算ができないとの主訴で，約1ヵ月後に入院してきました．神経学的検査では左下四半盲を認めます．当初はごく軽度の左片麻痺が存在していたようですが，改善していました．左半側空間無視と失計算，純粋失書を認めました．画像をみますと，CT（図13-A）で右の頭頂葉後部を中心とした皮質下出血を認めました．1ヵ月ほど経っていますので辺縁部から低吸収化しておりますが，MRIフレア画像（図13-B）でみますと，右の頭頂葉の角回を中心に，側頭葉の後部にかけての出血巣が認められました．本例は右病巣で，失計算や純粋失書などの左半球症状を呈していました．大脳優位性に問題がある症例です．

計算障害では失演算が著明でした．簡単な四則演算が障害されており，繰り上がりや繰り下がりを必要とするものは困難でした．しかし，「九九」は保たれていました．筆算は著明に障害されていました．数学的概念では，演算記号は理解していましたが，数と意味の対応に多少の困難がありました．大小の比較も軽度に障害されていました．電卓の使用は困難でした．数字の読み書きにも支障がありました．本例は失演算が顕著ですが，失象徴性の失計算の要素も含まれています．しかし，計算障害には左半側空間無視の影響もあると考えています．本例は主として失演算と空間性失計算を呈したと結論しました．右半球損傷である

がゆえに，左半側空間無視も伴い，それが失計算に影響したと考えられます．失計算が右半球損傷で起こることも知られています．失語症が右病変で出現する頻度より高率であると考えられています[14]．本例は計算能力の側性化に問題があったため，右半球損傷で失演算と空間性失計算を同時に呈したと思われます．

7．純粋健忘

脳梁膨大後部領域の梗塞で記憶障害が出現してくることがあり，retrosplenial amnesia とよばれています．帯状回から海馬へと戻る Papez の回路の障害により出現してくる可能性があります．記憶障害は純粋健忘の形をとり，前向性のエピソード記憶の障害が目立ちます．即時記憶や意味記憶，手続き記憶の障害は認めません．脳梁膨大後部領域から頭頂葉内側部へと拡がるような頭頂葉を中心とする皮質下出血で出現してくることがあります．

⑤-2．にて紹介しました視覚性運動失調の1例にも retrosplenial amnesia を認めましたが，もう1例をここで紹介しておきます．症例14は59歳，右利きの男性です．ある日，記憶障害で発症し，入院しました．純粋健忘と道順障害を認めています．画像をみると，左の脳梁膨大後域から頭頂葉内側部にかけての皮質下出血を認めました．MRI T_2 強調画像（図14）を呈示しています．臨床経過は良好で，純粋健忘も道順障害も徐々に改善していきました．

この retrosplenial amnesia の概念は Valenstein ら[15]により最初に報告されています．その症例は左の脳梁膨大のすぐ外側部の脳出血でした．ただし，動静脈奇形からの出血でした．なお，本例では道順障害も認められました．原則として道順障害は右半球症状ですが，左損傷例での報告もあります．

8．触覚性失認

頭頂葉の障害では要素的な表在性感覚障害や皮質性の感覚障害とともに，触覚性失認とよばれる触覚の認知障害も出現することがあります．触覚

Chapter8. 皮質下出血と高次脳機能障害Ⅰ―頭頂葉症候群―

❖ 失計算や純粋失書を呈した右頭頂葉皮質下出血

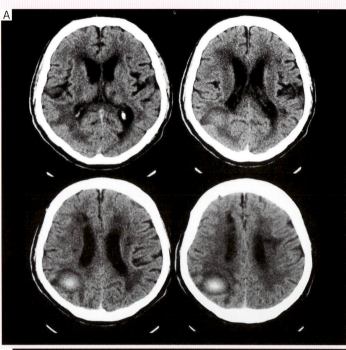

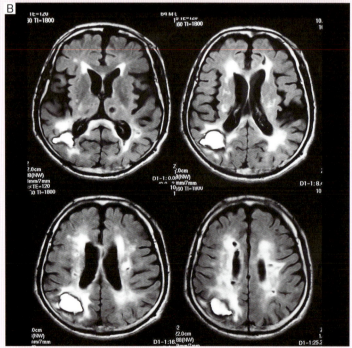

図13 症例13：65歳，男性，右利き．右頭頂葉皮質下出血．
失計算，純粋失書．CT（A）とMRIフレア画像（B）で右の頭頂葉後部の角回を中心に側頭葉後部にかけて皮質下出血を認めた．本例は右病巣で失計算や純粋失書などの左半球症状を呈していた．

❖ 純粋健忘を呈した左頭頂葉皮質下出血

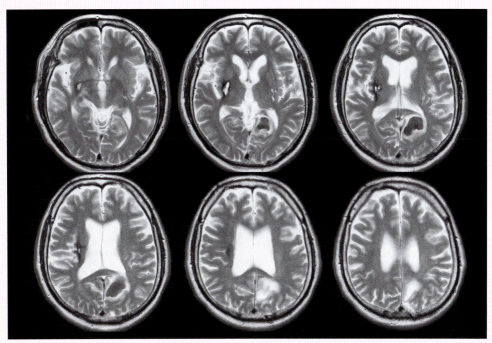

図14 症例14：59歳，男性，右利き．左頭頂葉皮質下出血．
純粋健忘．MRI T₂強調画像で左の脳梁膨大後域から頭頂葉内側部にかけての皮質下出血を認めた．

性失認をみる手と反対側の頭頂葉が責任病巣と考えられていますが，頭頂葉が損傷されると必ず出現してくる症候ではなさそうです．特殊な条件下で出現する稀な失認症状と思っています．頭頂葉の中心後回は一次感覚野ですので，まず頭頂葉損傷に由来する感覚障害について簡単に触れておきます．

頭頂葉の障害では触覚や温度覚，痛覚，位置覚などの要素的な感覚障害とともに，多彩な中枢性の感覚障害が出現してきます．中枢性感覚障害は皮質性感覚障害ともよばれることがあります．触覚定位の障害や二点識別覚の障害，皮膚に書かれた文字や図形の認知障害，重量の差異の識別の障害などが中枢性の感覚障害に相当します．身体の左右2ヵ所に，同時に同じ性状の知覚刺激が与えられたとき，一方を認知できない現象を身体感覚の消去現象（sensory extinction）とよんでいま

す．要素的感覚障害と失認の中間に位置する徴候ですが，要素的な感覚障害との鑑別が重要となってきます．

要素的な感覚障害では説明できない触覚性の認知障害を触覚性失認とよんでいます．物体の素材や形態の弁別が不能となり，物品そのものの認知ができなくなったりします．触覚性失認はastereognosiaともよばれています．触覚性失認は一次性失認と二次性失認に分類できます．なお，一次性失認は素材の認知障害である素材失認と，大小や形態の認知障害である形態失認に分類されています．前者では表面の粗滑や弾力性，温度感，重量感などの評価で障害を認めます．形態失認では，二次元形態（shape）の認知や三次元形態（form）の認知，さらには具体物の認知の評価が必要となります．二次性失認はtactile asymboliaともよばれ，狭義の触覚性失認に相当します．物

体の素材や形態の認知は保たれていますが，触る
だけでは具体物の命名が困難となってきます．

　右の頭頂葉の中心後回に病巣を有する皮質下出
血で触覚性失認を呈した症例を経験しましたので
紹介します[16]．症例 15 は 71 歳，右利きの男性で
す．左上肢の感覚障害と脱力感で発症し，翌日，
入院しました．ポケットにあるものを左手で探し
出すことができないと訴えていました．神経学的
所見では，ごく軽度の左の感覚障害や左手の触覚
性失認，左上肢の肢節運動失行を認めました．本
例の要素的体性感覚の障害はごく軽度でした．中
枢性の感覚障害は認めませんでした．しかし，二
次元形態や三次元形態の認知，具体物の認知が困
難であり，触覚性失認と診断しました．画像をみ
ますと，CT（図 15-A）で右の頭頂葉中心後回
に皮質下出血を認めました．MRI T$_2$強調画像の
水平断（図 15-B）と，T$_1$強調画像の矢状断（図
15-C）も示しています．皮質下出血は右の中心
後回を中心に存在しています．

　触覚性失認の純粋例は少ないようです．責任病
巣も中心後回に求められることがありますし，身
体知覚の連合野としての頭頂葉へ求められたりし
ています．しかし，特定の部位に想定されている
わけでもなさそうです．左右どちらでも出現し，
対側の手に失認症状が出現するといわれています
が，半球優位性に関しても，まだまだ議論がある
ところです．脳梁離断症候群で左手の触覚性呼名
障害をみることがあります．左手の失行や失書と
同様，基本的には左半球優位性に起因する障害と
考えられています．ということは，触覚性の認知
は左半球優位と考えてよいのかもしれません．そ
の場合，右手のみに出現してくるのでしょうか．
多くの高次脳機能障害でみるように，両側性に出
現してくることはないのでしょうか．頭頂葉を含
む脳梗塞の症例は多数存在しますが，触覚性失認
の純粋例の経験はありません．触覚性失認は極め
て特殊な条件下で出現する症候なのでしょうか．
純粋例を集積していくしかないと思っています．

9.　身体失認

　身体失認は身体図式の障害，身体部位の認知障

害で，患者自身や検者の身体部位の呼称や指示に
障害をきたしてきます．身体失認は，主として頭
頂葉の障害により生じ，原則として，左損傷では
両側性に，右損傷では左側に出現するといわれて
います．

　臨床の場で高頻度に出現する身体失認は左片麻
痺を否認する病態失認と思います．責任病巣は右
頭頂葉と考えられますが，重度の片麻痺が必須で
あり，右半球病巣は広範となります．Gerstmann
症候群は手指失認や左右障害，失書，失算を 4 主
徴とし，左の頭頂葉の障害によって出現するとい
われています．とくに下頭頂小葉の角回の関与が
指摘されています．

　しかし，臨床的に頭頂葉の皮質下出血により身
体失認がよく観察されるかといえば，そうではあ
りません．片麻痺を否認する病態失認には，右の
頭頂葉が関与します．しかし，病態失認が出現す
るためには，重度の麻痺の存在が必要です．ある
いは，深部感覚の重度の障害が必要であるかもし
れません．通常の右の頭頂葉に限局した皮質下出
血であれば，運動や感覚の障害も重度ではありま
せんし，病態失認が生じてくることはありませ
ん．病態失認は，通常，広範な右中大脳動脈領域
の梗塞や大きな被殻出血，視床出血で出現してき
ます．

　左の皮質下出血で失語症が改善するなかで，
Gerstmann 症候群の 4 主徴を呈するに至った数
例を経験したことはありますが，また，失書と失
算を同時に呈した症例はしばしば経験しますが，
当初から Gerstmann 症候群で発症した純粋型に
遭遇した経験はありません．

10.　失行症

　日本高次脳機能障害学会は高次の動作や行動の
障害を評価する目的で，標準高次動作性検査を作
成しました[17]．後天的な脳の器質的障害による高
次の運動機能障害のひとつである失行症について
の関心の大きさを反映しているものと考えます
が，私は失行症を診断するのが苦手です．標準高
次動作性検査には，高次動作性障害の概念と検査
作成方針が述べられていました．それによると，

❖ 触覚性失認を呈した右頭頂葉皮質下出血

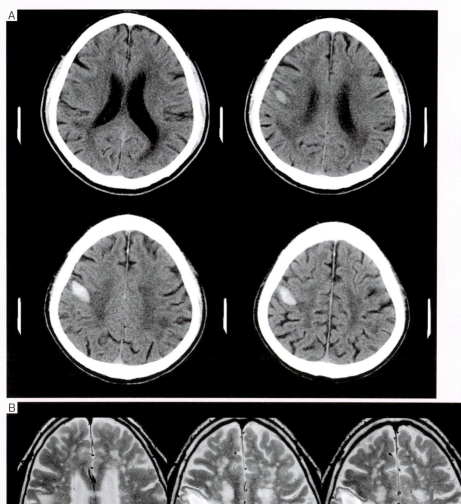

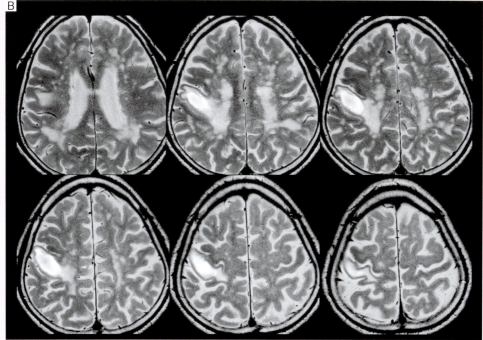

図 15-1 症例 15：71 歳，男性，右利き．右頭頂葉皮質下出血．
（CT（A）と MRI T$_2$ 強調画像（B）．解説は図 15-2 参照）

Chapter 8. 皮質下出血と高次脳機能障害 Ⅰ ―頭頂葉症候群―

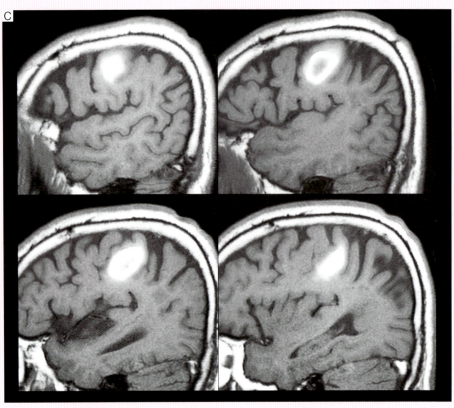

図 15-2　症例 15：71 歳，男性，右利き．右頭頂葉皮質下出血．
触覚性失認．CT（A）と MRI T_2 強調画像の水平断（B）で右の頭頂葉中心後回に皮質下出血を認めた．
T_1 強調画像の矢状断（C）により皮質下出血は右の中心後回に存在しているのがわかる．

「高次動作性障害とは失行症の概念を中核とした錐体路性，錐体外路性，末梢神経性の運動障害，要素的感覚障害，失語，失認，意識障害，知能障害，情意障害などのいずれにも還元できない運動障害である」と記載されています．脳血管障害では片麻痺や感覚障害はありふれた症状です．失語症や失認症もしばしば出現してきます．ある程度の病巣の拡がりがあれば，意識障害や注意障害，知能障害，情意障害などは存在してもなんら不思議はありません．ということは，失行症を正しく評価することはなかなか難しいものであるといっているようなものでしょう．失行症が存在することと，失行症を正しく評価することは別の問題であると思います．しかし，頭頂葉症状としての失行症は重要な症候です．苦手だからといって，あるいは，臨床的意義をあまり感じないからといって局在診断上で避けて通ることはできませんので，あえて私の考えを述べておきたいと思います．独断と偏見に基づくものかもしれません．批判的に読んでいただければ幸いです．

熟知した運動が拙劣となる肢節運動失行は，中心前回や中心後回など一次運動野や感覚野の障害で出現してくると考えられています．中心後回は頭頂葉に存在しますので頭頂葉症候群としてとらえる必要があります．中心後回の損傷による肢節運動失行については，触覚性失認を呈した1例を症例 15 で紹介しておきました．本症は拙劣症ともよばれることがあり，要素的な運動障害との明確な違いが指摘しにくいことがあります．両者の中間に位置するものなどと表現されることがあり

ますが曖昧な表現だと思います．左右どちらの障害でも出現し，対側で観察されますが，しかし，中心後回に病巣があれば常に出現してくる症候ではなさそうです．

古典的な失行論では観念運動性失行と観念性失行が重要な症候です．観念運動性失行では，自発的な行為に障害を認めませんが，要求されると簡単な動作ができない状態をいいます．通常，症状は両側性に出現してきます．責任病巣は左の頭頂葉が重視されています．左の前頭葉の関与も指摘されています．なお，口部顔面失行は口部顔面筋に出現する観念運動性失行ですが，ブローカ失語に伴って出現することが多く，責任病巣として左前頭葉の中心前回領域が想定されています．

通常，観念運動性失行は被殻出血や中大脳動脈領域の梗塞など広範な病巣を有する症例で論じられることが多いように思われます．発現機序や責任病巣について多くの見解が述べられていますが，私には限局性の脳血管障害で本症の責任病巣としてイメージできる病巣はありません．したがって，観念運動性失行の局在診断的な意義を重視してはおりません．臨床の場で左半球損傷により観念運動性失行が存在するのではないかと考えた症例がないわけではありませんが，ここで紹介できるような純粋例の経験はありません．左手の一側性の観念運動性失行は脳梁の障害による離断症候群として出現してきます．この場合，右手での行為の障害はありませんので，診断は容易です．左の前大脳動脈閉塞症でよくみかける症状です．この左手の失行は左の機能が，右へ伝達されないための症状です．脳梁損傷でこの現象をみるということは，左の大脳半球損傷により観念運動性失行が出現することが理解できるのですが，随伴症状のこともありなかなか評価が難しいということでしょう．さらに，自発的な行為に障害はなく，要求されるとできない状態をいいますので，実際，臨床の場で患者や家族の訴えとして本症が問題になることもないようです．本症候への対処がリハビリテーションの主要な目的となることもないような気がします．

観念性失行は行為の企画性が障害されるために複雑な動作ができなくなる状態をいいます．道具の使用が困難となってきます．責任病巣は左の頭頂葉後部で角回を中心とした領域に想定されています．症状は両側性に出現してきます．観念性失行にしても広範な梗塞や出血例で報告されることが多く，単独の神経心理学的症状として出現してくることは少ないと思います．また，企画性のある動作を遂行するためには，行為の障害のみならず種々の因子を分析する必要があります．他の神経症状や神経心理学的症状と合併している状況で，観念性失行を正しく評価することには多くの困難があります．また，病巣が大きくなればなるほど，その責任病巣をある特定の部位に想定することに困難があります．臨床の場で，観念性失行が存在するのではなかろうかと考える症例がないわけではありませんが，ある特定の部位の障害で純粋な観念性失行を呈し，そのことがリハビリテーションの目的となるような患者に遭遇したことがなく，ここで紹介できるような症例は持ち合わせておりません．このような症例が集積されれば，責任病巣の解析が進むことでしょう．なお，両側の頭頂葉の後部の障害により観念性失行が持続した1例を経験したことがありますが，通常，両側の頭頂葉病変では視空間認知の障害の関与も問題となりますので評価に困難をきたしてきます．

着衣失行もよく知られた症状です．責任病巣は，右の頭頂葉と考えられています．日常臨床の場で，着衣が障害されることは多いと思いますが，種々の要因による二次的なものが多いと思います．教科書的に書くとすれば，片麻痺による着衣障害，半側空間無視による着衣障害，観念性失行による着衣障害，構成障害による着衣障害などがあげることができます．しかし，着衣失行の純粋例は稀であると思っています．私はここで紹介できるような純粋な着衣失行を呈した頭頂葉皮質下出血を含む脳出血の症例を経験したことはありません．なお，着衣障害として，観念性失行に由来する着衣障害の記載もあります．このような記載は総説としてやむを得ないことではありましょうが，基本的に着衣失行は右半球症状であり，観念性失行は左半球症状である点を確認しておく必

要があります.

文　献

1) 荒木信夫, 小林祥泰：病型別・年代別頻度. 小林祥泰 編：脳卒中データバンク 2015. 中山書店, 東京, pp18-19, 2015

2) 麓健太郎, 上山憲司：脳室穿破, 水頭症の頻度と出血部位, 危険因子との関係. 小林祥泰 編：脳卒中データバンク 2015. 中山書店, 東京, pp148-149, 2015

3) 澤田　徹：皮質下出血の臨床統計的検討. 日本臨床 **51** (増)：169-173, 1993

4) 桜井芳明：東北地方皮質下出血（特発性）調査報告. 脳卒中 **9**：579-583, 1987

5) Massaro AR, Sacco RL, Mohr JP, et al.：Clinical discriminators of lobar and deep hemorrages：the Stroke Data Bank. Neurology **41**：1881-1885, 1991

6) Loes DJ, Smoker WR, Biller J, et al.：Nontraumatic lober intracerebral hemorrhage：CT/angiographic correlation. Am J Neuroradiol **8**：1027-1030, 1987

7) 平山和美, 菊池大一, 遠藤佳子：視覚性運動失調. Clinical Neuroscience **31**：506-508, 2013

8) 高橋伸佳, 河村　満：街並失認と道順障害. 神経進歩 **39**：689-696, 1995

9) 高橋伸佳：街を歩く神経心理学（神経心理学コレクション）. 医学書院, 東京, 2009

10) 時田春樹, 田川皓一：右の後大脳動脈閉塞症により同時に道順障害と街並失認を呈した 2 症例. 神経心理 **31**：213-219, 2015

11) 福原正代, 田川皓一, 飯野耕三：地誌的障害を呈した右辺縁葉後端部皮質下出血（retrosplenial subcortical hematoma）の 1 例. 失語症研究 **17**：278-284, 1997

12) 山鳥　重：失読失書と角回病変. 失語症研究 **2**：236-242, 1982

13) 松田　実：計算障害の評価. 田川皓一 編：神経心理学評価ハンドブック. 西村書店, 東京, pp198-205, 2004

14) 平山和美：基本症候と責任病巣. 失計算. 平山惠造, 田川皓一 編：脳血管障害と神経心理学（第 2 版）. 医学書院, 東京, pp301-307, 2013

15) Valenstein E, Bowers D, Varfaellie M, et al.：Retrosplenial amnesia. Brain **110**：1631-1646, 1987

16) 時田春樹, 高松和弘, 田川皓一：右の中心後回の脳出血により触覚性失認を呈した 1 例. 神経内科 **83**：80-83, 2015

17) 日本高次脳機能障害学会（旧 日本失語症学会）編：標準高次動作性検査 失行症を中心として 改訂第 2 版. 新興医学出版社, 東京, 2003

Chapter 9

皮質下出血と高次脳機能障害 Ⅱ
―前頭葉症候群―

1 前頭葉の解剖と機能

　前頭葉は中心溝より前方の部分で，下後方はシルビウス裂で境界されています．前端は前頭極とよばれます．外側面でみると，中心前溝から前頭極に向かう上前頭溝と下前頭溝により上前頭回と中前頭回，下前頭回に分けられます．なお，左の下前頭回で前頭弁蓋部や三角部はブローカ領野に相当します．中心溝と中心前溝の間が中心前回で第一次運動野です．内側面は上前頭回になりますが，後方部は中心傍小葉とよばれます．大脳半球内側面で帯状溝と脳梁溝の間で前頭葉の下部に位置するのが帯状回です．前頭葉下面は眼窩面とよばれます．内側には直回が，外側部には内側眼窩回と外側眼窩回，前眼窩回，後眼窩回があります．なお，帯状回そのものは大脳辺縁系ですが，嗅覚野や眼窩面後部などとともに前頭葉の傍辺縁系領域としてとらえられることもあります．本書では，帯状回前部は前頭葉として扱います．

　前頭葉の血管障害を考えるときは，脳動脈の灌流域を考慮した前頭葉の解剖を理解しておくことが重要です．前頭葉の外側部は中大脳動脈が灌流します．中前頭回や下前頭回，ならびに中心前回の外側部などが栄養されることになります．前頭葉の内側部は前大脳動脈が灌流します．上前頭回や，中心前回の内側部，補足運動野，帯状回などが栄養されることになります．帯状回は前大脳動脈の灌流域にあります．ただし，皮質下出血の場合，その損傷部位は動脈灌流域に一致するとはかぎりません．なお，脳梁の多くの部分も前大脳動脈の灌流域にあります．前大脳動脈の閉塞にしても，前頭葉皮質下出血にしても，同時に脳梁を損傷することがあります．

　前頭葉の解剖と機能についてまとめながら，前頭葉症候群の機序を考えてみます．

　Mesulam[1]は前頭葉を，①運動に関する領域と②前頭前野，③傍辺縁系領域の3つに区分しています．

　運動に関する領域でみますと，中心前回は随意運動の中枢で，その前方に運動前野があります．運動のプログラムの形成に関与する部分であり，補足運動野や前頭眼野とともに運動の連合野です．運動連合野は運動や行為の制御にも大きな役割を有しています．補足運動野は前頭葉内側部で運動野の前方，かつ，帯状回の上部に位置しています．前頭眼野は衝動性眼球運動に関与しています．運動性の言語中枢であるブローカ領野は左の下前頭回後部の前頭弁蓋部や三角部にあります．

　運動野や運動前野を除いた部分の多くを占めるのが前頭前野で，通常，この領域が前頭連合野とよばれています．前頭前野は他の大脳皮質領域や大脳基底核，視床，視床下部，脳幹網様体，大脳辺縁系などと豊富な線維連絡を有しており，心理機能や精神機能に極めて重要な部位と考えられています．すなわち，認知や注意，判断，記憶，学習，さらには性格，意欲，行動などに広く関連し，人間としての存在における高次の統合の座と位置づけられています．その障害では多彩な前頭葉機能障害や精神症状が出現してくることになります．

　なお，帯状回前部や嗅覚野，眼窩面後部などは大脳辺縁系との結びつきが強い部分であり，傍辺縁系領域に相当します．

　Damasio[2]は教科書のなかで，前頭連合野への線維連絡に基づき前頭葉を，①大脳辺縁系や脳幹網様体と結びつきが緊密で，視床背内側核を経由している線維連絡を有している領域，②頭頂葉や

Chapter9. 皮質下出血と高次脳機能障害 Ⅱ―前頭葉症候群―

側頭葉，後頭葉など他の大脳皮質との線維連絡を有する領域，③大脳基底核や大脳の運動野との密接な線維連絡を有する領域，の３つに分類しています．それぞれの線維連絡が損傷されると，その損傷に基づく臨床症候の発現をきたすことになります．

また，Cummings[3]は前頭葉と大脳基底核や視床との線維連絡について，３つの主要な連絡系を指摘し，前頭葉と皮質下との連絡路からみた前頭葉の機能解剖について述べています．それによる前頭葉の区分は以下のようになります．

①前頭葉外側穹窿部：前頭葉背外側部の前頭前野からは尾状核背外側部，淡蒼球背外側部を経て視床腹側前核や背内側核へと投射し，視床腹側前核や背内側核からは前頭葉穹窿部へと投射する双方向性の経路です．この経路が損傷されると，前頭葉外側部の障害により主として遂行機能に障害をみることになります．

②前頭葉眼窩面：前頭葉外側眼窩面からは尾状核腹内側部，淡蒼球背内側部を経て視床腹側前核や背内側核へ至り，視床腹側前核や背内側核からは前頭葉外側眼窩部へと投射する双方向性の経路です．この経路が障害されますと，前頭葉眼窩面の症候として脱抑制や性格変化，意欲の低下，注意障害などの精神症候をみることがあります．

③帯状回前部：帯状回前部から線条体腹側部に投射します．また，線条体腹側部からは淡蒼球吻外側や視床背内側核を経て，帯状回前部へと投射します．この経路は大脳辺縁系と関連性を有しています．その損傷は意欲や情動，記憶などの障害を生じることがあります．

このような機能解剖学的立場から臨床症候をみることも重要になってきます．

2　前頭葉損傷による臨床症候

1. 運動麻痺

運動野の障害で要素的な運動障害が出現します．運動野においては身体部位のどの部分を支配するかの局在が決まっており（Penfield のホモンクルス），障害部位に応じた運動障害を呈するこ

とになります．顔面や手の支配域は中大脳動脈の灌流域にあります．顔面や口部，手指の皮質性運動障害が出現してきます．なお，下肢の運動野は前頭葉内側面に存在し，前大脳動脈の灌流域にあります．したがって，前大脳動脈閉塞症では下肢の運動麻痺が目立ってきます．しかし，皮質下出血では何も動脈灌流域に一致した病巣を呈するわけではありません．

症例１は91歳，右利きの女性です．左下肢の脱力をきたしました．CT（図1）では右の前頭葉の上部で内側部に出血を認めました．下肢の運動野の障害が著明であったと思われます．

2. 行為と行動の障害

前頭葉内側部の障害により抑制解放現象として対側に種々の病的把握現象が出現してきます．大きく把握反射と本能性把握反応に分けることができます．なお，強制把握や強制模索という用語もあります．強制把握は触覚性の把握現象であり，強制模索は視覚性の探索現象といえます．把握反射も本能性把握反応も，責任病巣として前頭葉内側部の補足運動野や帯状回前部が重視されています．この領域は前大脳動脈の灌流域にありますので，前大脳動脈閉塞症で出現してくることが多い症候です．

道具の強迫的使用は右手のみに出現してきます．把握反射や本能性把握反応を合併しており，左の前頭葉内側部や脳梁膝の病巣で出現してくるといわれています．

環境依存型の異常行動に模倣行動や使用行動，環境依存症候群などがあります．

模倣行動や使用行動の責任病巣は，一側，ないしは両側の前頭葉底部の眼窩面や，前頭葉内側部の損傷を重視する報告が認められます．いずれにしても，前頭葉内側部の抑制の障害により出現すると考えられています．脳梗塞により出現してくる可能性がありますが，変性性の認知症での記載が多いようです．脳出血例で経験したことはありません．環境依存症候群の責任病巣は主として前頭葉前下部に求められているようです．最近，脳梗塞による環境依存症候群を経験しましたが，脳

❖ 左下肢の単麻痺を呈した右前頭葉皮質下出血

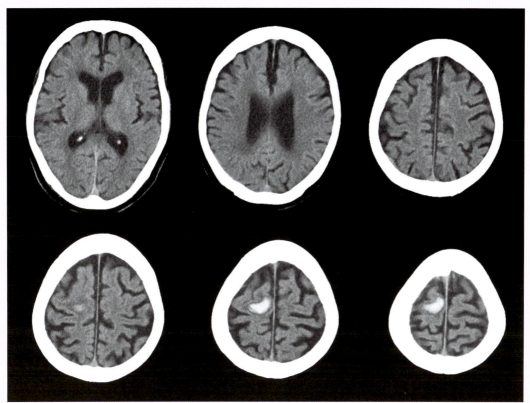

図1 症例1：91歳，女性，右利き．右前頭葉皮質下出血．
左下肢単麻痺．CTで，前頭葉内側部の上部で下肢の運動野を中心に出血をみる．

出血での経験はありません．

　他人の手徴候の責任病巣は右の前頭葉内側面と脳梁に想定されています．脳梗塞による頻度が高いと思います．

　拮抗性失行の責任病巣として脳梁の膝や幹の損傷と両側の前頭葉内側部，とくに帯状回の損傷が重視されています．

　行為の障害には，抑制機能の障害として出現する抑制解放現象もありますが，運動の開始や遂行過程での障害と位置づけられる症候もあります．運動保続の責任病巣は前頭葉内側面に想定されています．脳梁が関与しているかもしれません．

　運動維持困難は，通常，右の前頭葉外側部やその皮質下の障害が関与する症候と考えられています．本症は中大脳動脈領域の脳梗塞により出現する頻度が高いようです．

　なお，中心前回の障害では対側の肢節運動失行をみることがあります．上肢の運動領域ですので，中大脳動脈の灌流域になります．口部（口腔）顔面失行は左半球損傷で出現する症状と考えられています．責任病巣として左の中心前回弁蓋部が重視されています．

　前頭葉内側部の損傷でみられる把握反射や下肢の脱力，前頭葉性行動障害，超皮質性運動性失語などの典型像が出現するのは塞栓性の前大脳動脈閉塞症が多いと思います．前頭葉内側部の皮質下

Chapter9. 皮質下出血と高次脳機能障害 Ⅱ—前頭葉症候群—

出血の場合，必ずしも血管灌流域に一致する損傷をきたすわけではありませんので，どのような症候が出現してくるかは病巣次第といえそうです．

3. 失語症

　前頭葉で失語症に重要な部位はブローカ領野と左の中心前回です．ブローカ領野は左の下前頭回の三角部と弁蓋部に存在し，中心前溝動脈や前前頭動脈が灌流します．中心前回は中心溝動脈の灌流域にあります．中大脳動脈からの皮質枝であるこの三枝領域に梗塞が起こればブローカ失語が出現してきます．なお，ブローカ失語はその領域の皮質下出血でも被殻出血でも出現してきます．

　左の中心前回に限局した病巣では純粋語唖を呈します[4]．なお，ブローカ領域に限局した病巣では，超皮質性感覚性失語を呈してきます[5,6]．ともに脳梗塞でみられることが多いと思います．

　中大脳動脈からの穿通枝である外側線条体動脈領域の広範な梗塞は線条体内包梗塞とよばれます．左の損傷では失語症を呈してくることがあります．同領域に主座をおく被殻出血でも失語症を生じます．いわゆる線条体失語，あるいは皮質下性失語とよばれる病態です．

　超皮質性運動性失語の責任病巣はブローカ領野の周辺領域に求められています．左の中大脳動脈と前大脳動脈の境界領域のアテローム血栓性脳梗塞により出現してくることがあります．主幹動脈閉塞に伴う脳血流代謝の障害が言語の関係する領域に及んで出現してくるものと思います．なお，塞栓性の左の前大脳動脈閉塞症で超皮質性運動性失語を呈してくることがあります．責任病巣は補足運動野や近傍に存在すると考えられています．この場合，発語の発動性の低下が目立ってきます．

　前頭葉損傷による失語症のタイプと責任病巣は脳梗塞で考えたほうが理解しやすいと思います．しかし，当然のことながら前頭葉皮質下出血によっても失語症が出現することがあります．印象に残った症例を呈示します．

　症例2は54歳，右利きの女性です．ある朝，部屋で倒れているところを発見されました．意識障害や左への共同偏倚とともに，右の片麻痺や感

覚障害，ブローカ失語を認めました．画像を図2に示します．CT（図2-A）やMRI T_2*強調画像（図2-B）で，左の被殻から前頭葉外側部へと拡がる皮質下出血を認めます．血腫はブローカ領野や左の中心前回に影響を及ぼす部位に存在しました．とくに中心前回の損傷は重度であり，非流暢性の発語障害は顕著でした．

　症例3は88歳，右利きの男性です．ある日，失語症で発症しました．失語症状に改善がみられないため，翌日，入院しています．四肢の運動や感覚に障害は認めません．失語症のタイプは超皮質性感覚性失語で，発話は流暢であり，復唱は保たれていました．聴覚的理解の障害や喚語障害を認めました．書字の障害も認めました．図3に呈示しますCT（図3-A）やMRI T_2*強調画像（図3-B）により左前頭葉皮質下出血と診断しました．血腫の主座はブローカ領野から中前頭回にかけての領域です．ブローカ領野の限局性の病巣では，ブローカ失語ではなく超皮質性感覚性失語が出現してきます．

　症例4は63歳，右利きの男性です．左前頭葉皮質下出血で超皮質性運動性失語を呈しました．病識の低下や記憶の障害を認め，注意障害や遂行機能障害なども顕著でした．画像を図4に示します．CT（図4-A）やMRI T_2*強調画像（図4-B）で，左の前頭葉皮質下出血と診断しました．血腫は前頭葉の前方部で前大脳動脈と中大脳動脈の境界領域に存在しました．主幹動脈閉塞に伴う前方部の境界域梗塞では超皮質性運動性失語をみることがあります．この場合，虚血巣は梗塞巣以上の拡がりが予想されます．おそらくブローカ領野や中心前回に何らかの影響を及ぼしていることと予想します．本例は出血です．やはり周囲の言語関連領域に影響を及ぼしたのでしょうか．しかし，その影響は軽微であったと思われます．失語症は軽度で急速に改善しています．

4. 失書と失計算

　Exnerの書字中枢は左の中前頭回に想定されています．この領域の障害により前頭葉性純粋失書が出現してきます．この部位は左中大脳動脈の灌

102
88002-780

9-2 前頭葉損傷による臨床症候

❖ ブローカ失語を呈した左前頭葉皮質下出血

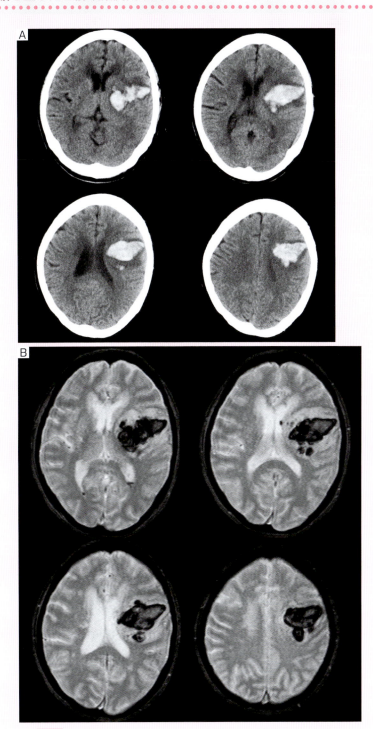

図2 症例2:54歳,女性,右利き.左前頭葉皮質下出血.
ブローカ失語.CT(A)やMRI T_2^*強調画像(B)で,被殻から前頭葉外側部へと拡がる出血を認める.中心前回に重度の損傷をみる.

Chapter9. 皮質下出血と高次脳機能障害 Ⅱ―前頭葉症候群―

❖ 超皮質性感覚性失語を呈した左前頭葉皮質下出血

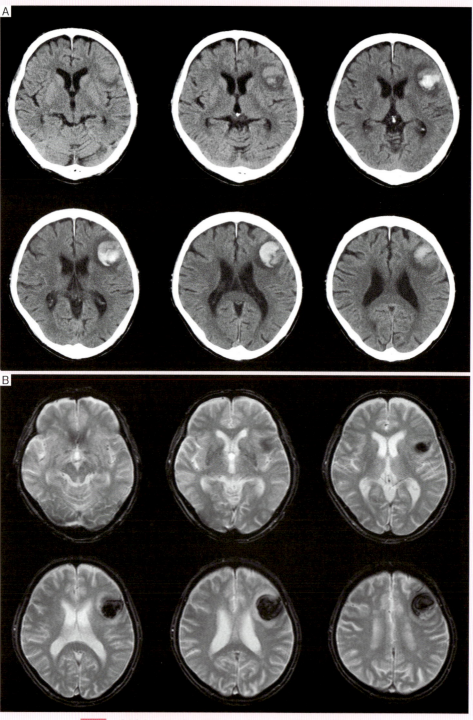

図3 症例3：88歳，男性，右利き．左前頭葉皮質下出血．
超皮質性感覚性失語．CT（A）やMRI T$_2$*強調画像（B）で，ブローカ領野から中前頭回へと拡がる出血をみる．

❖ 超皮質性運動性失語を呈した左前頭葉皮質下出血

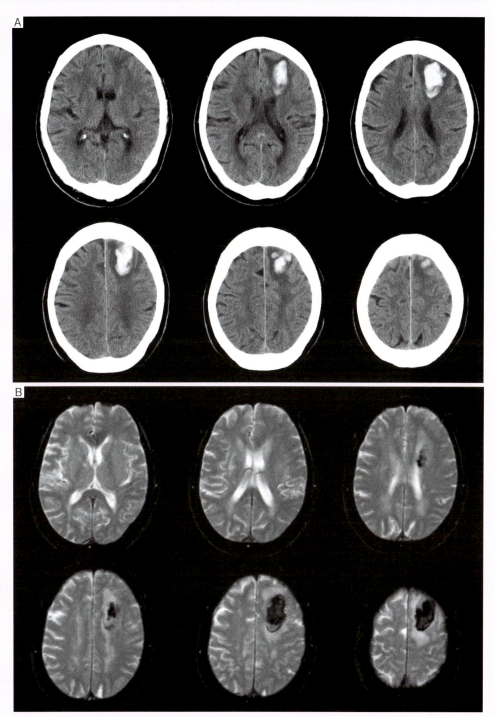

図4 症例4：63歳，男性，右利き．左前頭葉皮質下出血．
超皮質性運動性失語．CT（A）やMRI T$_2$*強調画像（B）でみると，血腫は前頭葉の前方部で前大脳動脈と中大脳動脈の境界領域を中心に存在している．

❖ 純粋失書を呈した左前頭葉皮質下出血

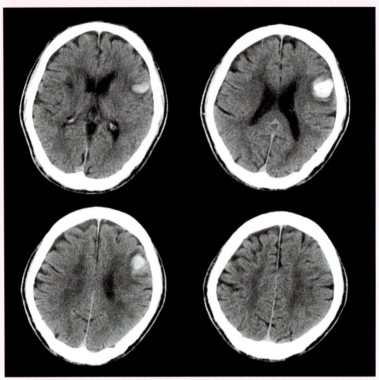

図5 症例5：63歳，男性，右利き．左前頭葉皮質下出血．
純粋失書．CTにて，下前頭回から中前頭回にかけての血腫をみる．

流域にあり，主として前中心溝動脈や前前頭動脈が灌流します．しかし，その根幹部で閉塞すると，同時にブローカ領域の梗塞を伴うことになり，超皮質性感覚性失語の病像を呈してくることになりますので，書字のみを論じることは困難になります．したがって，脳塞栓症による前頭葉性失書はなかなかお目にかかることができないと考えています．いままで経験した脳梗塞例はアテローム血栓性脳梗塞によるものが多く，病巣は非典型的です．一方，皮質下出血の場合は，病巣は血管灌流域に一致するわけではありませんので，中前頭回の障害により失語症が目立たない純粋失書例が存在します．

なお，前頭葉性の計算障害例が報告されています．前頭葉性Gerstmann症候群という概念もあ

ります．失書や計算障害は前頭葉の障害によっても出現してきますし，それに手指の認知や左右の認知の障害が加われば，見かけ上はGerstmann症候群類似の症候を呈してくることになります．前頭葉性失書や前頭葉性計算障害は，空間における位置関係の把握障害として説明されています．手指や左右の認知の障害も，同じく位置関係の把握障害に基づき出現してくるのでしょうか．頭頂葉損傷に基づく身体図式の障害によるものではないと考えられています．

症例5は63歳，右利きの男性です．構音障害で発症し，入院しました．画像で左前頭葉の皮質下出血を確認しました．CTを図5に示しています．皮質下出血は下前頭回から中前頭回にかけて存在していました．当初，右の中枢性顔面神経麻

痺を認めましたが，四肢の運動麻痺はありません．失語症は認めませんでした．自ら書字の障害を訴えることもありませんでした．病巣が下前頭回から中前頭回に及ぶため失語症のスクリーニング検査を実施したところ，書字の障害を確認することができました．前頭葉性純粋失書で，障害は仮名に著明でした．書字の障害は徐々に改善しています．

ブローカ領野は左の下前頭回で前頭弁蓋部や三角部に想定されていますが，本例の前頭回の病巣は広範ではなく三角部を中心としたものであり，上方の中前頭回へと拡がっているようにみえます．本例の血腫によるブローカ領野への影響は比較的軽度であり，主として純粋失書の責任病巣である中前頭回のExnerの書字中枢に影響を及ぼしたため，失語症は目立たず，純粋失書を呈したのではないかと考えています．血腫の直接的，間接的影響により，症候が出現することもあれば，出現してこない場合もあります．なぜ，そうなるのかと問われると，なんともいえない面もありますが，呈した症候から，その発現機序を推定していくしかないということでしょう．

5．前頭葉性無視

半側空間無視の発現機序を考えますと，頭頂葉は知覚面，あるいは，入力面に関連し，前頭葉は運動面，出力面に関与すると思われます．前頭葉性無視は半側視空間における出力面での障害により生じると説明されています．

脳梗塞による右の前頭葉損傷により左半側空間無視を呈する症例は確かに存在しますが，中大脳動脈が灌流する前頭葉外側部の損傷例では比較的速やかに改善するものと思います．脳梗塞と同様，前頭葉の皮質下出血により半側空間無視を呈してもなんら不思議はないと思います．

6．前頭葉症状と精神症状

前頭葉症状と精神症状については多くの報告がなされています．性格の変化や脱抑制による行動面での障害，遂行機能障害，注意障害，記憶障害，意欲の低下などが記載されています．しかし，脳

外傷や変性性認知症，脳腫瘍を対象とした報告はありますが，脳血管障害の局在徴候としての前頭葉性精神症状についてのまとまった成績は少ないように思います．局在的意義に乏しい症候といえるかもしれませんし，個人差が大きい症候といえるかもしれません．前頭葉の病変部位と症候の関連性にも必ずしも一致がみられるわけではありませんので，前頭葉の機能の非局在性を示すものかもしれません．

厚生労働省の高次脳機能障害支援モデル事業の中間報告書によると，"高次脳機能障害は一般に，外傷性脳損傷，脳血管障害などにより脳損傷を受け，その後遺症などとして生じた記憶障害，注意障害，社会的行動障害などの認知障害をさすものであり（以下略）"と規定されています．主として前頭葉損傷による症候と考えられます．外傷による脳損傷により，運動麻痺は目立たないのに，記憶力や判断力が障害され，また，感情のコントロールができないために社会生活に適応できなくなるようなイメージが湧いてきます．脳血管障害も原因疾患としてあげられてはいますが，このような症候が前景に出てくるのは，前交通動脈瘤の破裂によるくも膜下出血の後遺症だと思います．通常の脳梗塞や脳出血（前頭葉皮質下出血）では，あまり見かけない症候と思います．とはいっても，ときに精神症状が前景に出てくることがあります．前頭葉皮質下出血の2例を紹介したいと思います．

症例6は68歳，右利きの男性です．画像で左前頭葉の皮質下出血と診断されました．CTを図 6-Aに，MRI T_2*強調画像を図 6-Bに呈示します．神経学的に四肢の運動や感覚に障害は認めません．最も目立つのは行動異常で，無断での離院を繰り返していました．周囲の状況の判断が障害され，記憶障害も認めました．また，前頭葉機能検査で遂行機能障害を認めています．この行動異常にはあまり改善がみられず，つねに見守りが必要な状態で推移しました．

症例7は71歳，右利きの男性です．ある年の3月下旬，妻は11日間の海外旅行に出かけました．旅行中に連絡はいれておりません．空港から帰国

Chapter9. 皮質下出血と高次脳機能障害 Ⅱ―前頭葉症候群―

❖ 前頭葉性精神症状を主徴とした左前頭葉皮質下出血

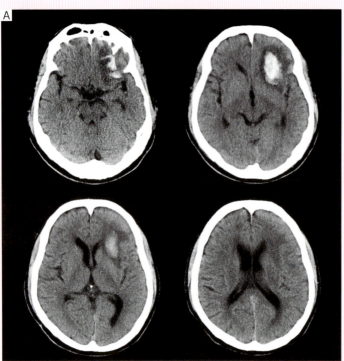

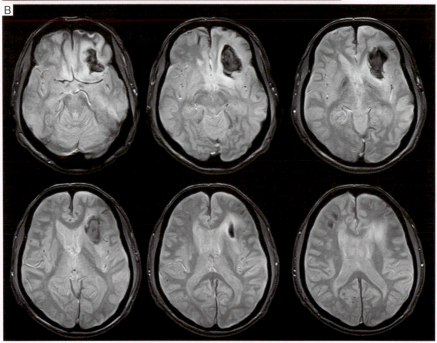

図6 症例6：68歳，男性，右利き．左前頭葉皮質下出血．
前頭葉性精神症状．CT（A）とMRI T_2^*強調画像（B）にて，左前頭葉に皮質下出血を認める．行動異常や判断力の低下，記憶障害などの前頭葉性精神症状を呈していた．

❖ 前頭葉性精神症状を主徴とした両側前頭葉皮質下出血

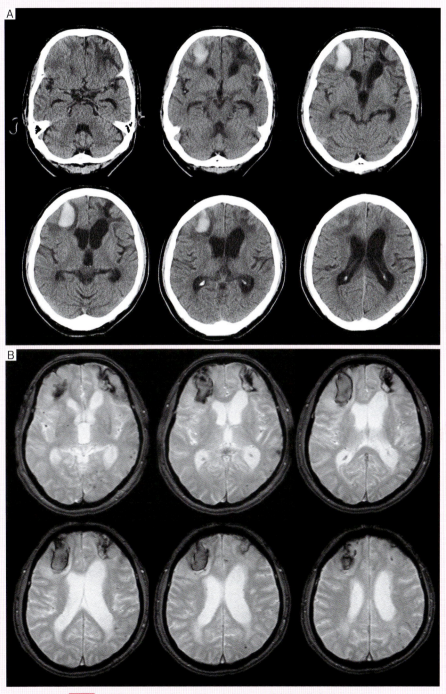

図7　症例7：71歳，男性，右利き．両側前頭葉皮質下出血．
前頭葉性精神症状．CT（A）により，亜急性期の右前頭葉皮質下出血と，陳旧性の左前頭葉皮質下出血を認める．MRI T$_2$*強調画像（B）により，両側性の前頭葉の出血性病巣を確認した．発動性の低下や脱抑制的な行動，また，記憶や注意，判断力の障害などの前頭葉性精神症状を認めた．本例はアミロイドアンギオパチーと考えられる．

したことを自宅へ連絡したところ，受け答えができなくなっていました．冷蔵庫に用意した食材が半分以上残っていました．なお，1年位前から物忘れや歩行の不安定さに気づいていましたが，日常生活に不自由はなかったようです．翌日，入院しました．これまで，高血圧は指摘されておりません．神経学的検査では，発動性は低下し，記憶や注意，判断力に障害を認めました．遂行機能にも障害をきたしていました．また，脱抑制的な行動が認められました．四肢の運動や感覚に変化はありませんでした．

CT（**図7-A**）で右の前頭葉に皮質下出血を認めました．血腫の辺縁部からX線吸収係数が低下していますので，出血後数日は経過しているようです．なお，左の前頭葉にも陳旧性の皮質下出血によると思われるX線低吸収域を認めました．MRI T_2*強調画像（**図7-B**）により両側性に前頭葉の出血病巣が確認できました．本例は，高血圧の既往がない状態で皮質下出血を繰り返していることから，アミロイドアンギオパチーと診断しました．

本書は脳出血からみた局在診断を解説するのが目的です．

前頭葉性精神症状の局在診断には困難が多いのですが，なぜ困難が多いかを考えてみたいと思います．一般的に遂行機能障害は前頭葉外側部の障害の関与が指摘されています．また，脱抑制に代表される行動異常の主病巣は前頭葉眼窩部に想定されています．しかし，これらの症状は，そこに障害があれば必ず出現してくるというような，密な局在性があるわけではありません．その部位に損傷があっても，症状が目立たない場合もたくさんあります．また，症状の左右半球による差異についても，明確な見解はありません．局在診断が，困難なひとつの要因と思います．なお，前頭葉は他の大脳皮質領域や大脳基底核，視床，視床下部，脳幹網様体，大脳辺縁系などと豊富な線維連絡を有する領域ですので，これらの領域に障害があっても，いわゆる前頭葉症状が出現してくる可能性があります．これも前頭葉症状の局在診断が困難な理由のひとつと思います．さらに，多彩な精神症状は感染症や脱水，心不全，代謝性脳症などの全身疾患，あるいは薬剤の影響などによっても出現してくる症状と類似性があります．このことも局在診断を困難にする要因としてあげることができると思っています．

文　献

1) Mesulam MM：Frontal cortex and behavior. Ann Neurol **19**：320-325, 1986
2) Damasio A：The frontal lobes. Clinical neuropsychgology 2nd ed（eds Heilman KM, Valenstein E）. Oxford Univ Press, New York, pp339-375, 1985
3) Cummings JL：Frontal-subcortical circuits and human behavior. Arch Neurol **50**：873-880, 1993
4) 松田　実，鈴木則夫，長濱康弘，他：純粋語唖は中心前回症候群である：10例の神経放射線学的・症候学的分析．神経心理 **21**：183-190, 2005
5) 佐藤睦子，後藤恒夫，渡辺一夫：左前頭葉病変により超皮質性感覚失語と同語反復症を呈した1例．神経心理 **7**：202-208, 1991
6) 相馬芳明，大槻美佳，吉村菜穂子，他：Broca領域損傷による流暢性失語．神経内科 **41**：385-391, 1994

Chapter 10

皮質下出血と高次脳機能障害 Ⅲ
―側頭葉皮質下出血と後頭葉皮質下出血―

1 側頭葉の機能とその障害

1. 側頭葉の解剖と機能

　側頭葉はシルビウス裂により前頭葉と境界されています．また，後頭前切痕と帯状回峡（帯状回と海馬傍回の移行部）を結ぶ想像線により後頭葉と境界されています．頭頂葉とは前方部はシルビウス裂で境界されていますが，後方部はシルビウス裂の後方部と後頭極を結ぶ想像線により分けられています．縁上回はシルビウス裂の後端を取り囲むように，また，角回は上側頭溝を取り囲むように存在します．シルビウス裂の後端と後頭極を結べば，そのなかに頭頂葉の一部が含まれることになります．

　外側面をみると，上側頭溝と下側頭溝により，上側頭回と中側頭回，下側頭回に分けられます．シルビウス裂内の上側頭回で島葉の背側縁との間に存在する横側頭回（Heschl 横回）は一次聴覚野です．左側では一次聴覚野に隣接する上側頭回後部にウェルニッケ領野が存在しています．

　下面では内側から海馬溝，側副溝，ならびに後頭側頭溝があり，海馬傍回と紡錘状回（内側後頭側頭回），下側頭回（外側後頭側頭回）に分けられます．海馬傍回は前方では鉤部となり，後上方では帯状回峡を介して帯状回に，後下方は舌状回に続いています．なお，舌状回は解剖学的に，前部は側頭葉，後部は後頭葉に位置づけられています．内側部には海馬傍回の深部に位置して海馬体が存在します．海馬体（海馬）は固有海馬（アンモン角）や歯状回，海馬台から成っています．

　一次聴覚野である横側頭回を除いた部分は側頭連合野になります．左上側頭回の後方部にあるウェルニッケ領野は後方の言語中枢です．それを除く上側頭回が聴覚の連合野となります．中側頭回や下側頭回は視覚認知に係わる連合野と考えられています．この部位の障害で視覚認知に関連する症候が出現してくる可能性があります．なお，側頭葉下面から内側にかけての分類には研究者により見解に多少の相違があるようです．紡錘状回は舌状回と隣接し，舌状回と同様，前部は側頭葉，後部は後頭葉に位置しています．紡錘状回も舌状回も視覚認知に関与していますが，機能的には後頭葉に属するものと考えられています．側頭葉内側面にある海馬は記憶に関係しています．

2. 側頭葉損傷による臨床症候

　脳血管障害による代表的な側頭葉症候群は，言語の障害や聴覚性認知の障害，記憶や情動の障害，視覚性認知の障害などになると思います．脳梗塞と対比させながら，側頭葉皮質下出血の臨床症候を考えてみます．

　出現頻度が高いのは左の損傷による失語症と思います．ウェルニッケ領野の障害によりウェルニッケ失語が出現してきます．また，超皮質性感覚性失語や健忘性失語をみることもあります．なお，左の側頭葉後下部病変による失読失書も注目されています．

　聴覚性認知の障害は両側の聴覚中枢の障害である皮質聾と聴覚の高次機能障害である聴覚性失認に分類することができます．聴覚性失認の具体的な表現型としては純粋語聾や環境音失認，感覚性失音楽などがあげられています．

　記憶や情動の障害も出現してきます．海馬や海馬傍回の障害による純粋健忘が代表的な症状です．視覚性認知障害では右の海馬傍回の障害により街並失認が出現してくることが知られています．

111

2 側頭葉症候群

1. 失語症

ウェルニッケ領野は左の上側頭回の後方部に想定されています. この領域の障害によりウェルニッケ失語を呈することになりますが, この領域に限局した障害では, 必ずしも重症とはなりません. 典型的で持続する重度なウェルニッケ失語は通常, 側頭葉の後方領域から頭頂葉の角回や縁上回に及ぶ病巣でみられます. この領域は左の中大脳動脈の分枝でいえば, 後側頭動脈や角回動脈, 後頭頂動脈などの灌流域にあります. 典型的なウェルニッケ失語はこの領域の広範な塞栓性梗塞で出現してくると思います. しかし, この領域の皮質下出血でも, 同様にウェルニッケ失語の典型像を呈することになります.

超皮質性感覚性失語の責任病巣はウェルニッケ領野を取り囲むような部位に想定されています. ウェルニッケ領野の損傷が目立たなければ, 超皮質性感覚性失語や健忘性失語を呈してくることがあります. 超皮質性感覚性失語は, 臨床の場では側頭葉と頭頂葉の境界領域の梗塞, すなわち, 主幹動脈閉塞のアテローム血栓性脳梗塞による後方部の境界域梗塞を原因とすることがありますが, その領域の塞栓性閉塞でも, また, 皮質下出血でも, その経過中に出現してくることがあります.

ウェルニッケ失語や超皮質性感覚性失語の経過中, 健忘性失語を呈してくる症例も多いと思います. 健忘性失語は失名詞失語や失名辞失語などと同義的に使用されています. 近年, 失固有名詞 (失語) が左の側頭葉切除術後に出現し, その責任病巣として側頭葉先端部の重要性が指摘されています[1]. 固有名詞を貯蔵しておく場所としての左側頭葉先端部の意義が論じられています. 皮質下出血では思いがけない病巣をきたすことがありますので, 失固有名詞のような modality specific aphasia の出現をみる可能性があります.

以下, 左の側頭葉皮質下出血で, あるいは, その周囲の皮質下出血で失語症を呈した4例を紹介します.

症例1は80歳, 右利きの女性です. ある日,

朝食中, ご飯をうまくつげないのに家人が気づいています. 近医を受診し, 脳出血と診断され, 同日, 入院しました. 何かしきりに話していますが, 意味不明でした. 軽度の意識障害, ごく軽度の右不全片麻痺を認めました. ウェルニッケ失語が顕著でした. 軽度の右半側空間無視も認められました.

CT (図1) で左の側頭葉から頭頂葉にかけての皮質下出血を認めました. ウェルニッケ領野が障害されており, 失語症は重度でした. 意識障害や右片麻痺, 右半側空間無視は改善しましたが, 失語症は持続しました.

本例では, 血腫はウェルニッケ領野を重度に損傷する部位に存在し, かつ, 左頭頂葉の下頭頂小葉へと進展していました. そのため, 重度のウェルニッケ失語を呈したと考えられます. ウェルニッケ失語の典型像は, 後側頭動脈や角回動脈, 後頭頂動脈などの中大脳動脈領域の塞栓性梗塞でしばしば観察されますが, この領域の皮質下出血でもそれと区別できないような典型像を呈してくることがあります.

症例2は54歳, 右利きの女性です. ある日, 急にことばが喋りにくくなりました. 同日, 入院しました. CT (図2) で左の側頭葉に限局した皮質下出血を認めました. 上側頭回の後部に出血は認められませんでした. 急性期には脳浮腫の影響は及んでいたかもしれませんが, ウェルニッケ領野の損傷は軽微であったと思われます. 当初, 軽度のウェルニッケ失語を呈していましたが, 急速に健忘性失語へと移行し, やがて, 失語症は消失しました.

症例3は79歳, 右利きの女性です. ある日, 頭痛が出現したため外来を受診しました. そのころから, 物が見えにくい, ことばが喋りにくいと訴えていました. CT (図3) にて, 左の側頭葉に皮質下出血を認めたため, 同日, 入院しました. 右下四半盲とウェルニッケ失語を認めました. 四肢の運動や感覚に障害はありません. 当初, ウェルニッケ失語を呈していました. 読み書き障害は重度でした. その後, 失語症は徐々に改善を示しました. とくに復唱障害の改善が著しく, やがて

10-2 側頭葉症候群

❖ 重度のウェルニッケ失語を呈した左側頭頭頂葉皮質下出血

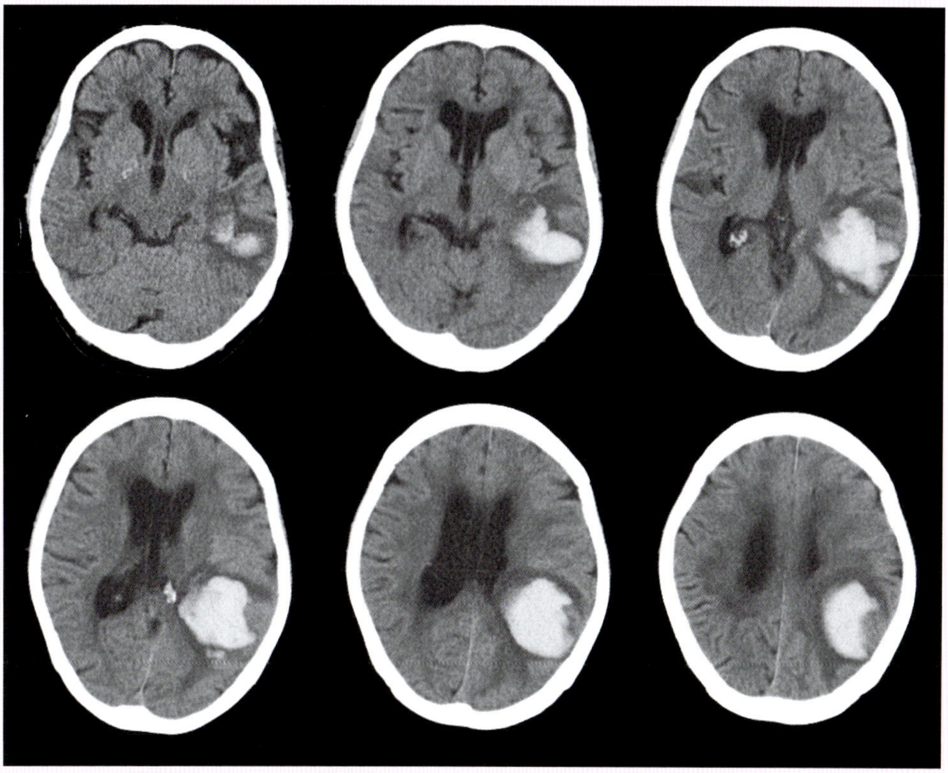

図1 症例1：80歳，女性，右利き．左側頭頭頂葉皮質下出血．
CT．重度のウェルニッケ失語を呈した．出血はウェルニッケ領野を重度に損傷する部位に存在し，かつ，左頭頂葉の下頭頂小葉へと進展していた．

超皮質性感覚性失語へと移行しました．

血腫によるウェルニッケ領野への影響は軽微であったと思いますが，その周辺部に存在したため，超皮質性感覚性失語を呈したものと思います．血腫は左側頭葉の後下部へと拡がっていましたので，読み書きの障害が重度であったと考えています．

症例4は69歳，右利きの女性です．ある日，ことばが喋りにくくなった，ことばのつじつまが合わなくなったとのことで入院しました．CT（図4）にて，左の頭頂葉皮質下出血と診断しました．入院時，ウェルニッケ失語を認めました．その後，徐々に改善し超皮質性感覚性失語へと移行してい

ます．やがて，失語症は消失しました．

本例は左の頭頂葉皮質下出血と診断しています．側頭葉には直接的な損傷はないように思いますが，急性期の影響がウェルニッケ領野に及んでウェルニッケ失語を呈したものと考えます．しかし，その影響がとれるにつれ失語症は軽減していきました．出血部位はウェルニッケ領野の周辺部位ということができますので，経過中に，超皮質性感覚性失語の病像を呈したことも理解することができます．

2. 失読失書

画像診断の進歩とともに，1980年代になり左

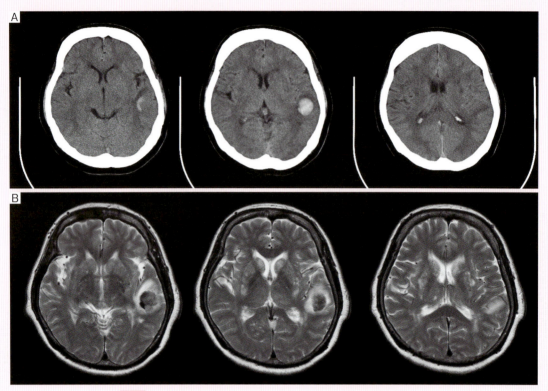

図2 症例2：54歳，女性，右利き．左側頭葉皮質下出血．
CT（A）とMRI T_2強調画像（B）．上側頭回の後部に出血は認められない．ウェルニッケ領野への影響は軽微であったため，ウェルニッケ失語は軽度で予後も良好であった．

の側頭葉後下部病巣で出現する失読失書の報告が続いています．この病巣による失読失書は，通常，漢字の障害がより著明となりますので，日本語での読み書きにおける漢字と仮名の経路の解離が注目されることになりました[2]．

なお，失読失書の古典的な責任病巣として左の角回が重要視されてきた歴史はありますが，角回のみを責任病巣と特定するには問題があるとの指摘があります[3]．私も左の角回に限局した損傷で典型的な失読失書を呈した症例を経験したことはありません．角回の損傷では，通常，純粋失書を呈してくると思っています．

左の側頭葉後下部病巣による失読失書は，臨床の場でよく経験します．皮質下出血による報告も多く，本症が注目され始めた時期に，皮質下出血により失読失書を呈した症例を報告しました[4]．本例は経過中に純粋失読の様相を呈するようになりました．失読失書の漢字や仮名の読み書きの回復過程はさまざまです．失書のみ残ったり，失読のみが残ったりすることもあります．失読失書の臨床診断や局在診断を正確にするためには，急性期からの観察が必要と思います．

側頭葉皮質下出血により失読失書を呈した2例を紹介します．

症例5は67歳，右利きの女性です．失読失書を呈しています．CT（図5）により左側頭葉後部

10-2 側頭葉症候群

❖ 急性期に超皮質性感覚性失語を呈した左側頭葉皮質下出血

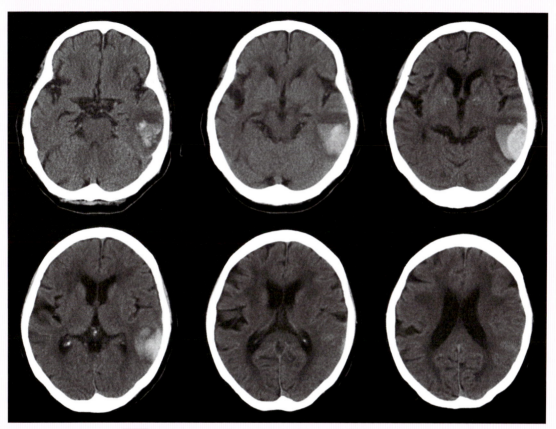

図3 症例3：79歳，女性，右利き．左側頭葉皮質下出血．
CT．血腫によるウェルニッケ領野への影響は軽微であり，当初はウェルニッケ失語を認めたものの，失語症は徐々に改善した．血腫はウェルニッケ領野の周辺部に存在しており，やがて超皮質性感覚性失語へと移行した．なお，血腫は側頭葉後下部へと拡がっており，当初，読み書きの障害は重度であった．

の皮質下出血と診断しました．

血腫は比較的側頭葉後下部に限局しているようです．仮名に比し漢字の障害がより著明ではありますが，本例の失読失書は軽度でした．その後も順調に改善しています．本例では失語症は認めませんでした．

症例6は63歳，右利きの男性です．ある日，字が読めない，字が書けないと訴え，来院しました．MRI T₂強調画像（図6）で左の側頭葉皮質下出血と診断しました．読み書きの顕著な障害を認めました．仮名に比し漢字の障害が著明でし

た．当初，ごく軽度のウェルニッケ失語も認めていました．

MRI T₂強調画像で左の側頭葉後下部に皮質下出血をみるものの，ウェルニッケ領野そのものの損傷は目立ちません．急性期には血腫による影響を周囲に及ぼしたために，軽度のウェルニッケ失語を呈したものと考えましたが，その後，失語症は急速に改善しました．一方，失読失書は改善傾向にあるものの持続しています．

115

Chapter10. 皮質下出血と高次脳機能障害 Ⅲ —側頭葉皮質下出血と後頭葉皮質下出血—

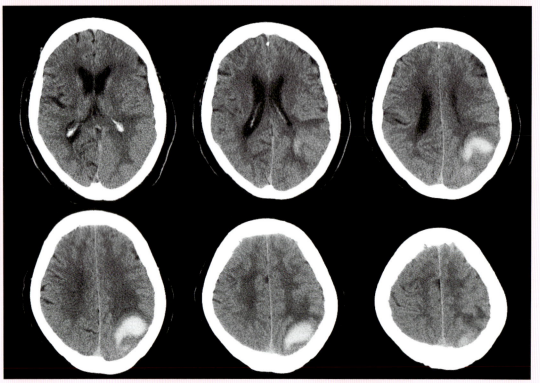

❖ 急性期にはウェルニッケ失語を呈し，やがて超皮質性感覚性失語へと移行した左頭頂葉皮質下出血

図4 症例4：69歳，女性，右利き．左頭頂葉皮質下出血．
CT．左側頭葉に直接的な損傷はないと思われる．急性期の影響がウェルニッケ領野に及んでウェルニッケ失語を呈したものと考えるが，その影響がとれるにつれ失語症は軽減した．出血部位はウェルニッケ領野の周辺部位であり，経過中，超皮質性感覚性失語の病像を呈している．

3．聴覚性失認

横側頭回（Heschl 横回）から側頭平面，上側頭回にかけての領域は聴覚や聴覚性認知に関与する領域です．

一次聴覚野である横側頭回の両側性の障害では皮質聾を生じます．しかし，この領域に両側性に皮質下出血を生じ，皮質聾が出現してくることは，極めて稀なことと思います．なお，永続する聾は横側頭回の両側性の障害のみではなく，側頭葉皮質下の聴放線や内側膝状体の両側性病変によっても生じてくることがあります．「いわゆる」皮質聾[5]とよばれている状態です．両側性の被殻出血で出現することがありますので，次章の「両側性の脳出血と高次脳機能障害」のテーマにしたいと思います．

聴覚の連合野は聴覚の高次機能に関連する領域です．この領域が障害されますと，聴覚性失認が出現してくることがあります．聴力には障害は認められませんが，言語的，非言語的聴覚刺激が理解できない状態が聴覚性失認です．聴覚性失認には純粋語聾や環境音失認，失音楽などが含まれます．単独に出現したり，組み合わさって出現したりします．経過とともに変化することもあります．脳梗塞にしても，脳出血にしても聴覚性失認

❖ 失読失書を呈した左側頭葉皮質下出血

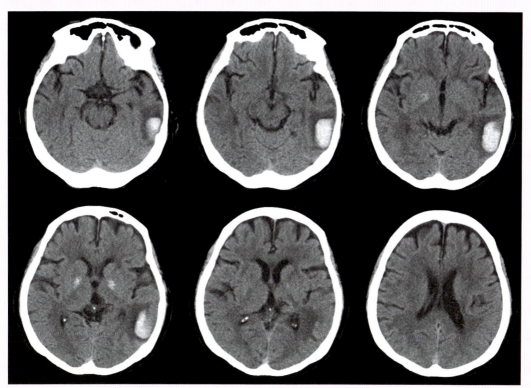

図5 症例5：67歳，女性，右利き．左側頭葉皮質下出血．
CT．血腫は比較的側頭葉後下部に限局している．失読失書を呈した．漢字の障害がより著明であったが，失読失書は軽度であり，予後も良好であった．

を呈する症例は少ないと思います．両側の被殻出血で聴覚性失認を呈した症例を経験したことがありますので，これらの症例も次章で紹介したいと思っています．

4．街並失認

街並失認は，風景の視覚的認知障害で，視覚性失認の一型です．視覚情報の処理の経路を考えますと，風景は右の後頭葉から側頭葉へと向かう流れで処理されますので，その流れが障害されると，街並失認が出現してくることになります．

街並失認の責任病巣は，右の海馬傍回を中心に舌状回や紡錘状回に拡がる領域が想定されています．このような障害を生じるのは，通常，右の後大脳動脈閉塞症と思われます．しかし，この領域に梗塞をみたからといって，しばしば観察される症状ではありません．稀な症状と考えています．この領域に限局した皮質下出血で街並失認を呈した症例を経験したことはありません．出現しないとはいいきれませんが，極めて稀なことであろうと思います．

5．純粋健忘

海馬や海馬傍回はPapezの回路の一部を成していますので，その障害により純粋健忘が出現してきます．海馬が存在する側頭葉内側下面は後大脳動脈の灌流域にありますので，後大脳動脈の閉塞により出現してきます．通常，記憶に関する優

Chapter10. 皮質下出血と高次脳機能障害 Ⅲ—側頭葉皮質下出血と後頭葉皮質下出血—

❖ 急性期にはウェルニッケ失語を呈したが，失語症は改善し，失読失書を残した左側頭葉皮質下出血

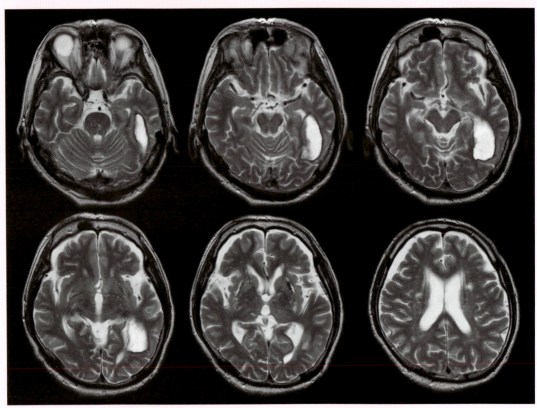

図6 症例6：63歳，男性，右利き．左側頭葉皮質下出血．
MRI T₂強調画像．漢字に著明な失読失書を呈した．発症時，ごく軽度のウェルニッケ失語も認めた．血腫によるウェルニッケ領野そのものの損傷は目立たないが，急性期には血腫による影響があったため軽度のウェルニッケ失語を呈したと考えた．経過中，失語症は急速に改善．失読失書も改善傾向にはあるが持続した．

位半球は左にあります．ただし，失語症ほど強く左に偏位しているわけではなさそうです．両側性の障害では記憶障害は重度で永続することがあります．この領域の両側性の皮質下出血でそのような症状が出現する可能性はありますが，ここで紹介するような症例を経験したことはありません．

3 後頭葉の機能とその障害

1. 後頭葉の解剖と機能

後頭葉の下面や内側面は鳥距溝により上部の楔部と下部の舌状回に分けられます．鳥距溝周囲は有線領とも呼ばれ視覚中枢（一次視覚野）が存在します．外側面では外側後頭溝により上後頭回と下後頭回に分けられます．なお，側頭葉下面には内側から海馬溝，側副溝，後頭側頭溝があり，海馬傍回，紡錘状回（内側後頭側頭回），下側頭回（外側後頭側頭回）に分けられています．海馬傍回は後下方で舌状回に続いています．舌状回の前部は側頭葉，後部は後頭葉に区分されますが，機能的には後頭葉に属するものと考えられます．紡錘状回は舌状回と隣接し，側頭葉から後頭葉へと続

きます．紡錘状回は視覚認知に関与しており，機能的には後頭葉に属すると考えられています．

Broadmannの領域でみると，一次視覚野は17野に相当します．その前方は18野，19野であり，この領域が視覚前野として後頭連合野に相当します．

2. 後頭葉損傷による臨床症候

脳血管障害による代表的な後頭葉症候群は，視野の障害や視覚連合野の障害により出現する多彩な視覚性失認症状と思われます．後頭葉は後大脳動脈により灌流されています．その灌流域に視床や側頭葉内側部などが含まれますので，その領域の損傷による症候が加わることはありますが，後頭葉損傷による臨床症候は，後大脳動脈閉塞症で典型的に出現してくると思っています．脳梗塞と対比させながら，後頭葉皮質下出血の臨床症候を考えてみます．

4 後頭葉症候群

1. 視野の障害

後頭葉障害で最も高率に出現する症状は視野の異常と思います．同名性半盲や上四半盲として出現してきます．両側性に後頭葉の下部が障害されると，上水平性半盲となります．後頭葉は後大脳動脈の灌流域にありますので，広範な後大脳動脈領域の梗塞で典型的な同名性半盲が出現してくると思います．

同名性半盲で黄斑部の中心視力が半円形に保たれることがあり，黄斑回避とよばれています．視野の中心部の情報は後頭葉先端部に投射されています．後頭葉先端部は後大脳動脈の鳥距枝の灌流域にありますが，この部分は中大脳動脈の皮質枝も一部灌流しています．後大脳動脈と中大脳動脈の脳表を介する吻合が存在しますので，後大脳動脈からの皮質枝のみの閉塞では，後頭葉先端部は梗塞からまぬがれ，黄斑回避がみられることになります．このような微妙な視野障害の検索には定量的な視野の測定が必要になります．

皮質下出血は脳動脈の灌流域に一致した出血を生じるわけではありませんので，後頭葉皮質下出血ではその損傷部位に応じた視野の障害を呈してくるものと思われます．

両側の視覚領が高度に障害されると皮質盲となります．今まで，両側の後頭葉皮質下出血で皮質盲をきたした症例を経験したことはありません．

2. 視覚性失認

視覚情報を考えるとき，側頭葉へと向かう腹側の流れで文字や物品，風景，顔などが処理されます．左は「言葉にできる」もの，すなわち，物品や文字の処理になります．一方，右は「言葉にできない」もので，風景や顔の処理になります．

視覚情報処理の障害により，種々の視覚性失認症状が出現してきます．左半球損傷により出現する代表的な症状は純粋失読や色彩呼称障害と思います．物品の視覚情報の処理は，左で行われますので，物体失認も左の一側性損傷により出現してくることが報告されていますが，通常は両側後頭葉病変を認めます．右半球損傷により出現してくる症状としては，相貌失認や街並失認をあげることができます．相貌失認は右一側性病巣で出現してくることがありますが，通常は両側性の病巣で出現してくると思います．街並失認の責任病巣は，通常，右の海馬傍回に想定されています．後頭葉症状というより側頭葉症状と思います．

なお，視覚性失認には視空間の認知障害も含まれますが，半側空間無視は後頭葉から頭頂葉へと向かう「どこ系」の障害により出現してくる症候です．すでに，頭頂葉症候群で取り上げました．

1）純粋失読

左の後頭葉損傷で最も重要な症候は純粋失読と思います．純粋失読は「読み書き障害」の主要な症候として扱われることが多いと思いますが，かつて視覚失認性失読とよばれたこともあり，視覚性失認として重要な症候と思います．

本症の特徴は，書字には障害はないのに，読みが障害されてくることにあると思います．したがって，患者は自分が書いたものが読めなくなります．しかし，厳密にいうと書字はまったく正常であるとはいえず，病巣の拡がりしだいでは，しばしば，漢字の書字に障害をみることがありま

す．また，写字もしばしば障害されてきます．

本症の発現には左の後頭葉や脳梁膨大部の障害が関与しています．後頭葉では，とくに紡錘状回の関与が指摘されています．舌状回も関与しているかもしれません．これらの領域は左の後大脳動脈の灌流域に存在しますので，通常，純粋失読は左の後大脳動脈閉塞症で出現してくることになります．しかし，後頭葉の皮質下出血でも純粋失読は出現してきます．かつて，脳血管障害による純粋失読の症例をまとめましたが[6]，その5例中1例は後頭葉皮質下出血の症例でした．

左の後大脳動脈閉塞症で出現してくる純粋失読は梗塞部位が広範になれば，重度で持続すると考えられます．後頭葉病巣が広範であれば右同名性半盲を伴うことになりますので，いわば，左視野での失読になります．右手にみられる写字の障害も左視野の情報が，写字のための左の運動野に伝達されないための脳梁離断症候群として説明されます[7]．漢字の書字の障害は側頭葉後下部にも影響が及んだためでしょうか．このような広範な左の後大脳動脈領域の梗塞による純粋失読は，いわゆる，"純粋失読症候群"[8]として理解されてきた概念です．

古典型純粋失読とよばれる左の後大脳動脈閉塞症による重度の純粋失読は，通常，右の同名性半盲を伴っていますので左視野での失読です．左の視野の情報は右の後頭葉に入るわけですが，脳梁膨大部にも損傷があるため，その情報は左半球に伝達できなくなりますので重度の障害が持続することになります．しかし，左の後大脳動脈閉塞症に伴って常に左の後頭葉や脳梁膨大部に広範な梗塞を生じるわけではありません．右の同名性半盲を必ず呈してくるわけでもありません．他の脳動脈領域からの側副血行路の発達が梗塞巣の拡がりに大きく関与してくると思います．

したがって，純粋失読の予後はさまざまです．右の視野に保たれている部分があれば，その部分の文字の情報は左右の後頭葉へと伝達されます．右視野にも視覚情報は入ってきますので，右の同名性半盲を呈するため左視野の読みを問題とする古典型純粋失読とは趣が異なってきます．

純粋失読は古典型純粋失読と非古典型純粋失読に分類されることがあります．非古典型の純粋失読は角回直下型や後角下外側型の純粋失読として紹介されてきました[9,10]．角回直下型の病巣で出現する失読は，その病巣を考慮すると臨床像は失読失書に近いものを呈するのではないかと推測しています．最近では紡錘状回を中心とした病巣による純粋失読例の報告が話題を集めています[11,12]．この後角下外側型の純粋失読は櫻井のいう紡錘状型に相当しているのではないかと考えられます[13]．

左の紡錘状回を損傷するような後頭葉皮質下出血は当然のことながら純粋失読を呈してくると思います．しかし，広範に後頭葉を損傷し脳梁膨大部の病巣を同時に損傷しうる左の後大脳動脈領域の梗塞と異なり，左の後頭葉皮質下出血による純粋失読は，いわゆる，重度の"純粋失読症候群"を呈することは例外的であろうと考えています．もちろん重症度は病巣の拡がりに左右されることになりますが，一般的にいえば，左の後頭葉皮質下出血で出現する純粋失読の予後は良好と考えています．

左の後頭葉から頭頂葉にかけての皮質下出血で純粋失読を呈した症例を紹介します．

症例7は80歳，右利きの女性です．ある日，ものが見えにくいと訴えました．定量的には測定していませんが，右の同名性半盲を認めるようです．さらに，純粋失読や視覚保続，遠近視の障害を認めました．

図7にMRIフレア画像を呈示します．左の後頭葉から頭頂葉にかけての皮質下出血を認めました．血腫は後頭葉内側下部から頭頂葉と後頭葉の接合部へと拡がっていました．

臨床経過を観察したところ，純粋失読は徐々に改善しています．なお，視覚保続は視覚性失認の関連症状といえると思います．視覚イメージが除去されているにもかかわらず，そのイメージが反復してみえる現象は反復視とよばれています．視覚保続とよばれることもありますがこの場合は時間的な保続です．視覚保続には対象が連なってみえる空間的な保続を示すこともあります．本例の

10-4 後頭葉症候群

❖ 純粋失読を呈した左頭頂後頭葉皮質下出血

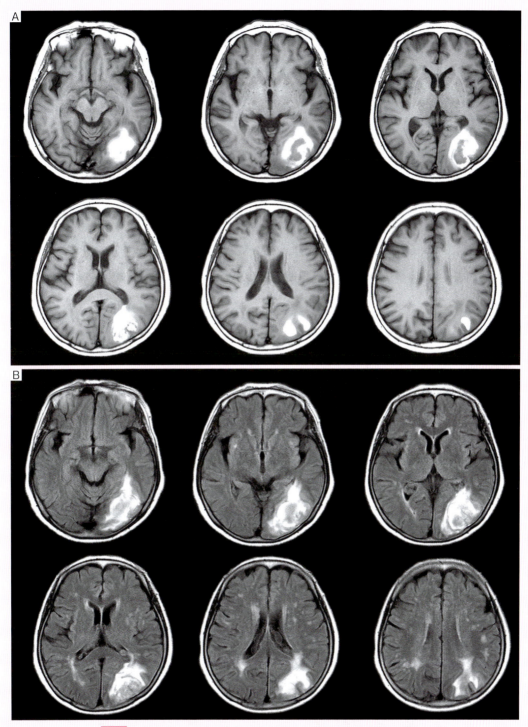

図7 症例7：80歳，女性，右利き．左頭頂後頭葉皮質下出血．
MRI T₁強調画像（A）とMRIフレア画像（B）．血腫は左の後頭葉内側下部から頭頂葉と後頭葉の接合部へと拡がっていた．右の同名性半盲，純粋失読や視覚保続，遠近視の障害を認めた．左後頭葉の皮質下出血では，純粋失読を認めることがある．

視覚保続は空間的な保続でした．視覚保続は後頭葉の関与が指摘されていますが，空間性の保続には後頭葉から頭頂葉への視空間の情報処理の障害が関与しているかもしれません．視覚保続は稀な症候であり，局在性に関しましては議論の多いところと思います．なお，本例では，遠近視の障害も認めました．この症候は頭頂間溝周辺部の障害で出現してくるものと考えています．

　　2）物体失認と相貌失認
　後頭葉損傷による代表的な失認は物体失認と相貌失認でしょうか．物品の視覚情報は左で，顔の視覚情報は右で処理されていると考えられていますので，物体失認は左優位の損傷で，相貌失認は右優位の損傷で生じると考えられます．ときには，一側性の左損傷で物体失認が，また，右の損傷で相貌失認が出現してくることも報告されていますが，両側の後頭葉損傷により出現する頻度が高いと考えられています．通常，物体失認は左優位に両側後頭葉が，相貌失認は右優位に両側後頭葉が損傷されたときに出現してくると思われますが，両者が同時に出現してくることもあります．両症候とも後頭葉から側頭葉への流れの損傷による障害ですので，後頭葉下部から側頭葉内側部へかけての病巣で出現してきます．そのような部位の損傷による視野の障害は上四半盲ですので，一側性の同名性半盲に対側の上四半盲を呈する場合や，両側上水平性半盲を呈する場合には，視覚性認知障害の精査が必要です．

　両症候も純粋失読と同様，後大脳動脈領域の梗塞により出現する頻度が高いと思いますが，両側の後頭葉皮質下出血でも出現してくる可能性があります．そのような報告を学会の抄録ではみかけたこともあります．また，両側の後頭葉の外傷性脳出血で物体失認を呈した症例を経験したこともあります．しかし，皮質下出血の症例でそのような症例に遭遇したことはありません．高齢化とともにアミロイドアンギオパチーの症例なども多く経験するようになりました．両側の後頭葉下部を中心とする出血例では注意しておきたい症候です．

　相貌の認知障害のことで，少々解説を加えておきます．相貌失認では，よく知っているはずの身近な人や有名人の顔が識別できなくなります．相貌失認は熟知した相貌の認知障害です．既知の相貌と未知の相貌の情報の処理過程は同じとは限りません．新しい顔を覚えるためには，記憶の過程も考慮することになります．後頭葉，とくに右半球損傷では，相貌に関する視覚情報の処理に関与する諸機能が働いていることを念頭に置いておく必要があると思っています．相貌失認ではありませんが，発症から1年以上を経過してもいまだに新しい顔が覚えられないと訴える症例に遭遇したことがあります．

　症例8は84歳，右利きの女性です．ある日，ものが見えにくくなったと訴え，ある病院を受診しています．左上四半盲が存在するようで，画像診断（図8）により右の後頭葉皮質下出血と診断され，保存的な治療が行われています．とくに視覚性認知機能の詳しい検査は行われていなかったようです．それから約1年後，第3腰椎圧迫骨折をきたし，そのリハビリテーションのために転院してきました．リハビリテーションの担当者に，見慣れた人物の顔はよくわかるが，新しい人の顔が覚えられないとしきりに訴えていました．しかし，視覚性の認知機能に関する検査には乗り気でありませんでした．相貌失認はないと思いますが，確かに初めて会った人の顔は苦手なようで，病院のスタッフの顔は覚えられなかったようです．

　新しい顔の認知障害が顔の視覚情報処理過程の障害によるものか，新しい顔を記憶する過程の障害によるものかについては，検討を加えていませんが，いずれにしても右の後頭葉が顔の認知に関与している可能性を示唆する症例と考えています．

　事情により視覚性の認知機能について詳しい検査はできませんでしたが，相貌失認とは異なる顔の認知障害の1例と考えます．視覚情報の処理過程の複雑性を示唆する症例でした．

❖ 未知相貌の認知障害を訴えた右後頭葉皮質下出血

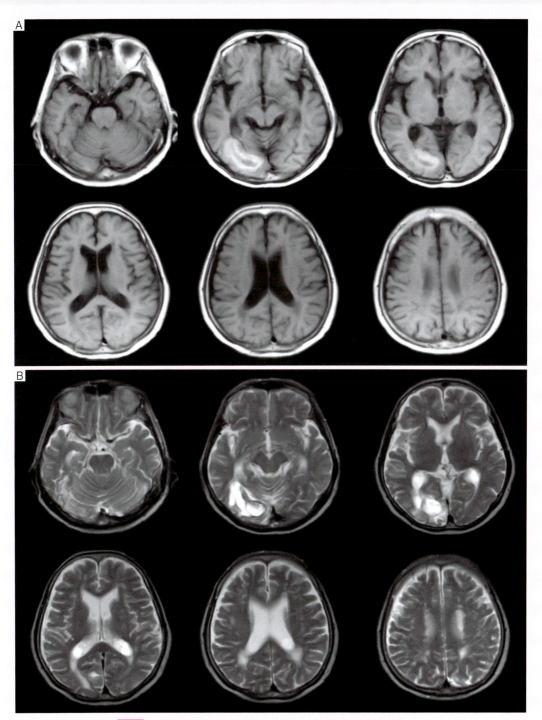

図8 症例8：84歳，女性，右利き．右後頭葉皮質下出血．
MRI T₁強調画像（A）とMRI T₂強調画像（B）．右後頭葉の下部を中心に皮質下出血を認めた．相貌失認は認めないが，新しい顔が覚えられないと訴えた．相貌に関する視覚情報の処理には，右の後頭葉から側頭葉へと至る経路が関与している．その経路の障害により，種々の相貌の認知障害を生じる可能性がある．

文　献

1) Fukatsu R, Fujii T, Tsukiura T, et al.：Proper name anomia after left temporal lobectomy：A patient study. Neurology **52**：1096-1099, 1999

2) Iwata M：Kanji versus Kana. Neuropsychological correlations of the Japanese writting system. Trends Neurosci **7**：290-293, 1984

3) 山鳥　重：失読失書と角回病変. 失語症研究 **2**：236-242, 1982

4) 下村辰雄，田川皓一，長田　乾，他：左側頭葉後部から後頭葉外側部の皮質下出血による失読失書の1例. 神経内科 **26**：57-64, 1987

5) 平野正治：「所謂」皮質聾について. 精神神経学 **75**：94-138, 1973

6) 田川皓一，杳沢尚之，永江和久：脳血管障害による純粋失読について. 神経内科 **9**：355-364, 1978

7) 倉知正佳，福田　孜，地引逸亀，他：純粋失読の写字障害について―右手と左手との比較―. 臨床神経 **17**：368-375, 1977

8) 岩田　誠：純粋失読症候群の神経心理学的側面. 神経進歩 **21**：930-940, 1977

9) Greenblatt SH：Subangular alexia without or hemianopsia. Brain Lang **3**：229-245, 1976

10) 河村　満：非古典型純粋失読. 失語症研究 **8**：185-193, 1988

11) Sakurai Y, Takeuchi S, Takada T, et al.：Alexia caused by a fusiform or posterior inferior temporal lesion. J Neurol Sci **178**：42-51, 2000

12) Sakurai Y：Varieties of alexia from fusiform, posterior inferior temporal and posterior occipital gyrus lesions. Behav Neurol **15**：35-50, 2004

13) 櫻井靖久：読字の神経機構. 岩田　誠，河村　満編：神経文字学　読み書きの神経科学. 医学書院, 東京, pp93-112, 2007

Chapter 11

両側性の脳出血と高次脳機能障害

時期を異にして脳出血を生じることがあります．稀には，同時に脳出血が多発した症例を経験することもあります．ここで取り上げたいのは脳出血の再発例で，両側の同じような部位に出血を生じたために特殊な高次脳機能障害を呈する症例です．

1 再発性の脳出血と神経症候

脳出血の診療の現場にいますと，患者や家族から脳出血の再発について，よく質問を受けます．しかし，自分のデータで答えるには，なかなか困難が多いと思います．多数例を対象として，長期間にわたり追跡することは大変な作業になります．高血圧性脳出血といっても，皮質下出血では原因として高血圧以外の要因が関与しているかもしれません．当然，適正な血圧管理が実施されていたか，否かも重要な問題となります．

インターネットで検索しますと，再発率が結構高いとの指摘もありますが，臨床の実感からかけ離れていると思われる記載も多いように思います．脳出血の再発率をみた Massachusetts General Hospital で検討された Biffi ら[1] のデータを要約して紹介したいと思います．このスタディーは脳出血の 1,145 例を対象として，平均 36.8 ヵ月の追跡検査で再発を検討したものです．とくに血圧の管理が適正に行われていたかが問題とされています．1,145 例中 505 例は脳葉型出血です．脳葉型出血はいわゆる皮質下出血で，本報告ではアミロイドアンギオパチーが含まれています．追跡期間中に再発をみた症例は 102 例でした．640 例は非脳葉型出血で視床出血や被殻出血，橋出血が含まれています．発症に高血圧が関与するタイプで

あり，ほとんどの症例が高血圧性脳出血と考えてよいと思います．再発例は 44 例でした．血圧の管理が適切であったか，否かで年間の再発率をみますと，脳葉型出血では良好群で 4.9％，不良群では 8.4％でした．非脳葉型出血では，それぞれ 2.7％と 5.2％でした．

脳葉型は非脳葉型と比較しますと，高血圧性脳出血以外の要因が加わる可能性があります．アミロイドアンギオパチーを原因とする可能性も高くなりますので，どうしても再発率は高くなるものと思います．それでも血圧を管理することにより再発率は明らかに減少しています．非脳葉型の出血はその部位からして，ほとんどが高血圧性脳出血と思われます．高血圧の管理良好群の年間再発率が 2.7％であったとする報告は，臨床の場での印象とよく合致する数値と考えています．このような臨床のイメージがありますので，私は再発の可能性を問われたとき，再発しないとはいえませんが，血圧をコントロールしておけば，決して再発率が高いというわけでもないと伝えるようにしています．

1. 偽性球麻痺

複数の脳出血では，それぞれの出血部位の直接損傷による症候や血腫による二次的な影響による症候を呈してくることになります．再出血は同側に生じることも，対側に出現してくることもあります．その部位もまちまちです．臨床の場でよく遭遇する両側の損傷による特徴ある症候は偽性球麻痺でしょうか．

構音障害は発語に関係する筋肉，すなわち構音筋の障害によって生じる言語障害で，脳血管障害では，よくみかける症候です．構音に関係する部

位は，口唇や舌，咽頭，喉頭などです．これらを構音器官とよびます．構音障害はこれらの器官の筋や，それを支配する神経系の障害により生じます．脳血管障害では病巣と反対側の中枢性の顔面神経麻痺や舌下神経麻痺を呈することがありますので，構音障害が出現してきます．麻痺性構音障害とよばれています．通常，症状はそれほど重度にはなりません．大脳皮質の運動野と顔面筋や構音筋を結ぶ皮質橋路や皮質延髄路などの神経路は，両側性に支配されていますので，一側性の障害では症状は高度とはなりません．麻痺性構音障害は一側性の内包や放線冠，さらには脳幹の障害などで出現してくることが多いと思います．この場合，通常，片麻痺を伴っています．しかし，片麻痺が目立たず構音障害のみを呈することもあります．

偽性球麻痺は両側性に皮質橋路や皮質延髄路が障害されたときに出現し，構音や嚥下の障害を呈してきます．通常は内包後脚や放線冠の両側性の病巣により出現する頻度が高いと思いますが，この場合，必ずしも左右の対称部位が障害されるわけではありません．

2. 純粋健忘

記憶障害についても触れておく必要があります．Papez の回路の損傷では純粋健忘が出現してくることがあります．一般的に記憶においても，言語と同様に左が優位と考えられていますが，言語ほど，左に側性化しているわけではありません．通常，一側性障害による記憶障害は軽度で，かつ，改善性の経過を示すといわれています．しかし，両側性に記憶の回路が障害されると，純粋健忘は重度で，かつ，永続することがあります．

両側性に記憶の回路を損傷する可能性がある脳出血といえば，視床の内側部を中心とする両側性の視床出血と思います．この場合，重度の永続する純粋健忘が出現してくる可能性があります．もちろん，両側性に視床内側部に出血をきたす確率は高くはありません．両側性といっても，同時に視床内側部に出血を生じることは極めて例外的であろうと思います．脳梗塞では，脳底動脈終末部

の塞栓性閉塞により発症してくる両側性の傍正中視床中脳梗塞とよばれる病態で視床内側部が同時に障害されることもありますが，脳出血の場合は，一側性の視床内側部の出血が先行し，対側の対称部位に再発を生じたような場合を想定することができると思います．

純粋健忘は記憶の回路のどの部位の損傷でも生じえますので，両側性の損傷といっても，対称の部位でなくても構わないわけですが，両側の脳出血で重度の純粋健忘をきたす症例は稀であると思います．左の視床内側部の出血後に重度な純粋健忘を呈した症例を経験したことがあります．両側の視床出血ではありませんが，両側病巣の臨床的意義を考えるうえで示唆的な症例ですので紹介します．

症例1は79歳，右利きの男性で，過傾眠や記憶障害で発症しました．CT（図1）で左視床内側部の出血を認めました．血腫は視床の前内側部から視床の傍正中部に存在していますので，視床灰白隆起動脈領域と傍正中視床動脈領域にまたがっているようにみえます．どちらかの穿通枝からの限局性の出血というより，視床灰白隆起動脈と傍正中視床動脈は共通幹をなすことがありますので，このような出血になったのかもしれません．CT でみますと，右の傍正中視床動脈領域に小梗塞巣を認めるようです．病歴からすると，無症候性に経過した小梗塞と思われます．やがて過傾眠は改善していきましたが，純粋健忘は重度で持続しました．意欲の低下も続いたようです．Papez の回路が両側性に損傷を受けたために，純粋健忘は重度であったと考えています．右の病巣は無症候性であった，あるいは，臨床症候はごく軽微で問題にされなかったと考えています．このような軽微な病巣も，両側性になれば重大な障害をもたらす可能性があるということでしょう．前に偽性球麻痺のことについて触れましたが，この場合も無症候性と考えられる小病巣に，あらたに対側の損傷が加わり重度な偽性球麻痺の出現をみた症例を経験したことがあります．

❖ 重度の純粋健忘を呈した両側の視床内側部の脳血管障害例

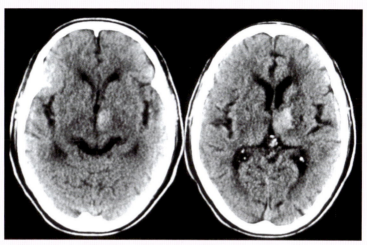

図1 症例1：79歳，男性，右利き．
CTで左視床内側部の出血を認める．なお，右の傍正中視床動脈領域にも無症候性に経過した小梗塞巣を認める．両側の視床内側部の損傷により，重度の純粋健忘を呈した．

3. 両側の大脳皮質損傷にみられる神経心理学的症候

両側性の病巣で神経心理学的によく知られている症候として，側頭葉損傷による聴覚性失認や頭頂葉損傷によるBálint症候群，後頭葉損傷による物体失認や相貌失認などを挙げることができます．ただし，物体失認や相貌失認は一側性の後頭葉病巣で出現してくることも報告されています．通常，物体失認や相貌失認は両側の後大脳動脈領域の梗塞で出現してくることが多く，脳出血例での報告は少ないと思います．

本稿では，まず，時期を異にして発症した両側の被殻出血により，聴覚の高次脳機能障害を呈した症例を紹介します．両側性に同じような部位に出血をきたしたため，通常，みかけることがない特殊な神経心理学的症候を呈するに至った脳出血の再発例です．次に，両側の頭頂葉後部病巣によりBálint症候群を呈した症例も供覧したいと思います．なお，このBálint症候群を呈した症例はアミロイドアンギオパチーによるものではないかと考えています．本書で論じてきた高血圧性脳出血とは異なる概念ですが，皮質下出血を論じるときには，アミロイドアンギオパチーは重要な疾患ですので，これについても概説を加えておきたいと思います．

2 両側被殻出血と高次の聴覚性認知障害―いわゆる皮質聾と聴覚性失認―

横側頭回（Heschl横回）から側頭平面，上側頭回にかけての領域は聴覚や聴覚性認知に関与する領域です．中枢性の聴覚の障害は，皮質聾や聴覚性失認として知られています．時期を異にして発症した両側性被殻出血により，中枢性の聴覚障害をきたした3症例を紹介します．

1. 皮質聾

一次聴覚野である横側頭回の両側性の障害では皮質聾を生じます．この場合，皮質盲と同様に聾を否認するAnton症候群をみることも知られています．横側頭回は中大脳動脈の灌流域にありますので，両側の中大脳動脈領域の梗塞により皮質

聾を生じることがあると思います．しかし，両側の中大脳動脈の閉塞例では，音が認知されていないのではないかと疑わせる症例はありますが，重症例も多く，他の多彩な神経症候が出現してきますので，皮質聾を正しく評価できるような典型例に遭遇することは稀と思われます．両側の側頭葉の皮質下出血でも出現してもよいと思いますが，今まで経験したことはありません．稀であろうと思っています．

しかし，永続する聾は横側頭回の両側性の障害のみではなく，側頭葉皮質下の聴放線や内側膝状体の両側性病変によっても生じてくることがあります．「いわゆる皮質聾[2]」とよばれている状態です．両側の被殻出血例で，血腫により側頭葉皮質に損傷が及んだ状態で出現してきた症例を経験したことがあります．

症例2は54歳，右利きの男性です[3]．まず，左の被殻出血を発症し，右片麻痺と失語症を呈しましたが，後遺症なく社会復帰していました．13年以上が経過したのち，右の被殻出血の再発をみました．血腫除去術を受けています．再発から80日を過ぎて転入院してきました．神経学的検査では「いわゆる皮質聾」を呈していました．純音聴力検査で平均聴力は右67.2 dB　左72.5 dBでした．語音聴力検査や環境音弁別検査に無反応でした．聴性脳幹反応では左右ともV波まで正常反応を示しましたので，末梢神経から脳幹の下丘レベルまでの損傷はないと思われます．聴覚を介した刺激ははいりませんが，視覚を介した入力に問題はありません．筆談での神経心理学的検査には問題はありませんでした．慢性期のCT（**図2-A**）とMRI T[1]強調画像（**図2-B**）で，両側性に陳旧性の被殻出血を認めました．損傷は両側側頭葉皮質下，深部白質に及んでおり，内側膝状体や聴放線の両側性の損傷が存在するのではないかと考えました．

本例は，当初，聾であることを否認していました．その後も難聴に対する受容が困難で，病態への無関心な状態が続きました．家族は聾であることに気づいていませんでしたので，最初の病院においてコミュニケーション面でのトラブルを生じています．当院への転院の理由のひとつは，いく

らリハビリテーションを行っても，コミュニケーション能力が改善しないということでした．「いわゆる皮質聾」と正しく診断されなかったために，誤解を解くことができなかったのではないかと，考えています．その後も中枢性難聴は重度のまま持続しました．自分の意志は口頭で伝達することが可能です．しかし，他人の言葉は理解できませんのでコミュニケーションには筆談を用いることになります．稀な状態とは思いますが，両側の被殻出血で血腫が内側膝状体を含む両側側頭葉皮質下を損傷したり，聴放線を切断したりするようなことがあれば，大脳損傷を原因とする永続的聾状態をきたしてくる可能性があります．

しかし，内側膝状体やその周囲の側頭葉皮質下，あるいは聴放線が，被殻出血によりどの部位でどのように損傷を受けたか，を明らかにすることには困難が多いと思っています．例えば，左被殻出血でブローカ失語を呈したからといっても，必ずしも出血による直接的損傷がブローカ領野や中心前回に及んだわけではありません．出血による二次的な間接的な影響が周囲に及んだために，種々の失語像を呈したと考えるべきであると思います．機能的には損傷があっても，形態的な損傷を確認できるとは限らないわけです．したがってここで示した症例の「いわゆる皮質聾」の責任病巣をピンポイントで示すことは，なかなか困難であると考えています．この後，聴覚性失認を呈した症例を紹介しますが，同じ理由で責任病巣をピンポイントで示すことには困難が多いと考えています．

2. 聴覚性失認

側頭平面や上側頭回は聴覚の高次機能に関連する領域です．この領域が障害されると聴覚性失認が出現してきます．聴力そのものの障害はないにもかかわらず，言語的，非言語的聴覚刺激が理解できない状態を聴覚性失認とよんでいます．具体的な表現型としては純粋語聾や環境音失認，失音楽などが知られています．通常，純粋語聾や環境音失認は両側性の障害により出現してきます．失音楽は一側性の病巣によっても出現してくるので

❖ いわゆる皮質聾を呈した両側性の被殻出血

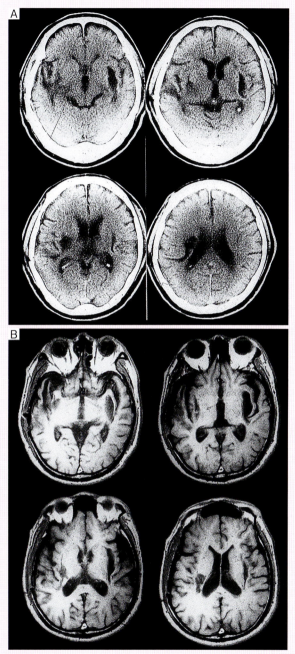

図2 症例2：54歳，男性，右利き．両側性被殻出血．
慢性期のCT（A）とMRI T₁強調画像（B）で両側性の陳旧性の被殻出血を認める．損傷は両側側頭葉皮質下，深部白質に及んでおり，内側膝状体や聴放線の両側性の損傷をきたしたため，いわゆる皮質聾が出現したものと考えた．

はないかと思っていますが，系統的な研究は乏しいようです．

聴覚の高次機能に関連する領域は中大脳動脈の灌流域にあります．両側の中大脳動脈領域の梗塞により聴覚性失認が出現してきてもよさそうですが，聴覚性失認の純粋例を経験することは稀なようです．左の側頭葉後部に病巣が存在しますと，ウェルニッケ失語を伴うことになります．この場合，聴覚性失認を正しく評価するのは困難が多いと思います．失語症を伴わない聴覚性失認の典型例を経験することは稀と考えています．

聴覚性失認を有する両側の被殻出血例で，やがて純粋語聾の様相を呈した症例と，環境音失認が目立った症例を経験しました．この2例を紹介いたします．

1）純粋語聾

症例3は最終的に純粋語聾を呈した45歳，右利きの男性です．10年位前に左片麻痺や構音障害で発症し，右の被殻出血と診断されています．症状は徐々に改善し，約2週間で退院し，その後は復職していました．ある日，急に両耳がキーンと鳴り出しました．また，軽度の右上肢の脱力にも気づき，同日，入院しました．CT（図3-A）にて左の被殻出血を確認しました．

当初，覚醒度も悪かったようですが，やがて，大きな音で刺激を与えると，開眼したり，首を持ち上げるようになりました．しかし，音声での入力は困難で，コミュニケーションにはもっぱら筆談を用いていました．環境音はある程度理解していたようです．

発症から約1ヵ月後には，簡単な内容の会話であれば，音声言語のみコミュニケーションが成立するようになりました．その後，言語音の認知能力は徐々に改善し，約8ヵ月後に，職場復帰を果たしました．ただし，語音弁別や単語弁別の困難さは残存していますし，音の長さや高さ，強さの弁別能力にも困難さを残していました．

図3-Bは，発症約1ヵ月後のMRI T_2^*強調画像です．両側に被殻出血を認めました．聴皮質への連絡路を損傷しているのでしょうか．本例は当初，重度の中枢性難聴をきたしていましたが，環境音から改善し，やがて，純粋語聾を呈し，それが徐々に改善していきました．当初，音楽の認知も障害されていましたが，十分な検索はできませんでした．なお，聴性脳幹反応に異常は認めませんでした．図3-Cに発症から1年を経過した慢性期のMRI T_1強調画像を呈示しています．

本例の画像所見で，どこまでいえるかわかりませんが，両側の被殻出血により内側膝状体から上側頭回周辺部に至る聴放線が両側性に損傷され，聴覚性失認が出現したものと考えています．なお，損傷がそれほど重度ではなかったために，予後が比較的良好であったのでしょう．

純粋語聾の特徴は聴覚を介する言語の入力の障害です．したがって，語音の認知が選択的に障害されます．自発語には障害はなく，聴覚を介するものでなければ呼称や読み書きに障害はありません．筆談も保たれています．責任病巣は左ないしは両側の上側頭回に求められています．しかし，純粋な純粋語聾で発症し，それがある程度持続するような症例は稀であろうと思っています．一側性の左側頭葉損傷で生じるとの報告はありますが，そうであれば，もっと経験してもよいのではないかと思うのですが．左の中心前回の限局性の梗塞による純粋語唖は，しばしば経験します．しかし，一側性の上側頭回の限局性梗塞による純粋語聾の症例を経験したことはありません．

2）環境音失認

症例4は46歳，右利きの女性です[4]．両側の被殻出血により，重度の聴覚性失認を呈しながら，やがて語音は改善し環境音失認の状態へと移行した症例です．約3年前，左被殻出血により右不全片麻痺と失語症をきたしましたが，症状は徐々に改善し，日常生活にまったく支障のない状態に復していました．このときは血腫吸引術が施行されています．今回は，右被殻出血の再発により左片麻痺と偽性球麻痺，聴覚性失認を呈することになりました．当初，言語音や環境音，音楽は認知できず，中枢性難聴は高度であったと思います．「いわゆる皮質聾」の状態を呈したのかもしれませんが，その後，言語音の認知は急速に改善しています．発症3週後に入院してきましたが，言語音の

❖ 純粋語聾を呈した両側性の被殻出血

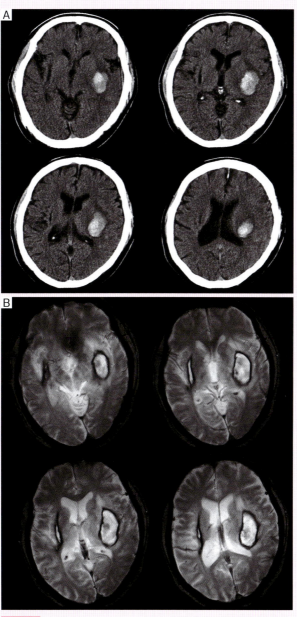

図3-1 症例3：45歳，男性，右利き．両側性被殻出血．
（入院時CT（A）と発症約1ヵ月後のMRI T_2^*強調画像（B）．解説は図3-2参照）

認知に支障はありませんでした．左片麻痺や偽性球麻痺症状も徐々に改善しておりました．しかし，環境音の認知障害は持続しています．ヒトや動物，機器に関する音よりも，自然音や雑音での障害が目立っていました．なお，失音楽は存在していると思いますが，協力が得られず十分な評価

Chapter 11. 両側性の脳出血と高次脳機能障害

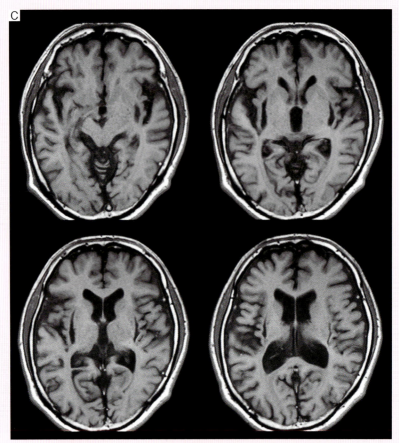

図3-2 症例3：45歳，男性，右利き．両側性被殻出血．
入院時のCT（A）にて左の被殻出血を確認した．右にスリット状の陳旧性被殻出血をみる．発症約1ヵ月後のMRI T_2^*強調画像（B）で，両側性に被殻出血を認める．発症1年後のMRI T_1強調画像（C）．両側の被殻出血により内側膝状体から上側頭回周辺部に至る聴放線が両側性に損傷され，聴覚性失認が出現したと考えた．

はできませんでした．聴性脳幹反応では左右ともⅤ波まで正常反応を示しました．

初診時のCT（図4-A）をみると，右の被殻出血ではまだⅩ線高吸収域を一部残しておりました．前後に進展する出血でした．左は陳旧性の被殻出血です．こちらも前後に伸びる出血でした．慢性期MRI T_2強調画像（図4-B）では両側性に陳旧性の被殻出血を認めました．両側の被殻出血が聴放線や側頭葉皮質下に影響を与えたと考えました．なお，本例では環境音失認にも改善がみられており，発症1年後には日常生活に支障のない状態になりました．

語音の認知が保たれているのに環境音の認知が障害されている状態を環境音失認とよびます．責任病巣は側頭葉に求めるものが多いようです．右の側頭葉[5]や両側の側頭葉[6]損傷の報告があります．両側の聴放線を損傷する皮質下病変でも出現してくることがあります．Motomuraら[7]の症例は，左の視床梗塞後に右の視床出血をきたし，視床のみならず内側膝状体から聴放線にかけての損傷が認められていました．その症例は聴力が比較的よく保たれているにもかかわらず，病初期は言語音も環境音もまったく認知できず，経過とともに言語音の認知は改善し，環境音の認知障害を残

11-2 両側被殻出血と高次の聴覚性認知障害―いわゆる皮質聾と聴覚性失認―

❖ 環境音失認を主徴とした両側性の被殻出血

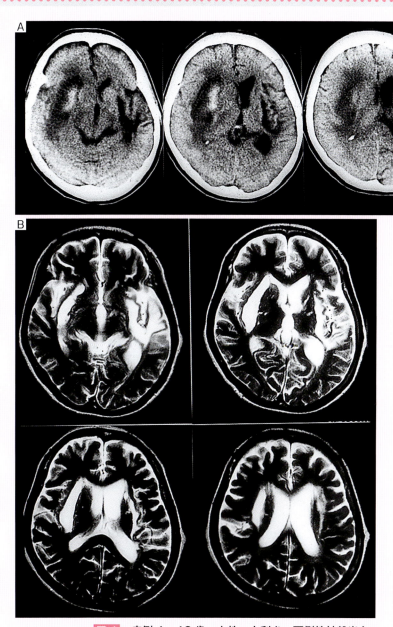

図4 症例4：46歳，女性，右利き．両側性被殻出血．
初診時のCT（A）で，右の被殻出血をみる．左にも陳旧性の被殻出血をみる．慢性期のMRI T$_2$強調画像（B）で両側の陳旧性の被殻出血をみるが，血腫は前後に進展しており，聴放線や側頭葉皮質下に影響を与えたものと考えた．

しています．なお，私は一側性病巣による環境音失認の脳梗塞例や脳出血例を経験したことはありません．環境音失認も稀な症候だと思います．

聴覚性失認のまとめ

両側性（再発性）の被殻出血で中枢性の聴覚障害を主徴とした3症例を経験しました．脳血管障害の診療に従事して40年以上が経過しましたので，稀な症状と考えられます．しかし，両側性の被殻出血で，このような中枢性の聴覚障害が出現することもあるということは，やはり心に留めておかないといけないと思っています．

脳梗塞でも印象に残る症例は4例程度ですので，やはり稀な症候と思います．その1例は，66歳の右利きの男性でした．15年以上前に側頭葉を含む右の脳梗塞で発症し，後遺症は残していませんでしたが，ある日急に難聴が出現しました．以前に脳梗塞でかかった病院を再診したところ，耳鼻科の受診を勧められました．耳鼻科では中枢性の難聴と診断されています．少々時間が経過したあとで診察する機会がありました．当初，語音や環境音，音楽の認知が障害されていました．その後，環境音や音楽の認知の障害は徐々に改善していますが，純粋語聾を残していました．筆談でのコミュニケーションが可能でした．

失音楽については，系統的な検討は乏しいのではないかと思います．音楽に関する大脳優位性については議論も多いところです．音楽の素養が一般的なレベルであれば，右の側頭葉優位ですが，プロになれば左が優位となるのでないかとの見解もあります．音楽の素養については個人差がありますし，検査に協力するのに，ためらいも多いようです．検者の音楽的能力も要求されます．失音楽を呈する方は，そう少ないものではないかもしれませんが，そのような事情で正しい評価には限界があるように思います．

3 Bálint 症候群

Bálint 症候群は両側の頭頂葉後部の障害により出現し，視覚性運動失調（optische Ataxie）や精神性注視麻痺，視覚性注意障害を三主徴とします．視覚性運動失調とは，手指に運動失調や脱力はなく，対象物を認知しているにもかかわらず，うまく対象物を掴むことができない状態です．精神性注視麻痺とは，眼球運動に制限はありませんが，随意的に視線を移動させ，対象物を注視することができない状態をいいます．視覚性注意障害は，ひとつの対象物に注意が注がれたとき，他の対象物にまったく注意が向かない現象をいいます．

Bálint 症候群にみられる視覚性運動失調は，optische Ataxie とよばれており，注視した物体に正確に手を伸ばせない現象です．一方，注視点より離れた周辺視野で対象をうまくとらえられない状態も視覚性運動失調とよばれており，この場合はフランス語で ataxie optique といわれています．日本語では，optische Ataxie も ataxie optique も視覚性運動失調と訳されますので，どのような意味で使用されているかの確認が必要です．

視覚性運動失調（ataxie optique）は頭頂間溝内壁やや後方寄りから上頭頂小葉の損傷で生じるといわれています．内側頭頂間溝の MIP（middle intraparietal area）の関与が考えられています[8]．両側の病変であれば，optische Ataxie が出現しうるといわれています．ただし，この三徴候が揃う典型的な Bálint 症候群が出現するためには，下頭頂小葉や後頭葉に拡がる病巣が必要と考えられています[9]．

脳血管障害による Bálint 症候群はこれまで3例ほど経験しましたが，すべて両側の頭頂葉後部に出血巣を有する皮質下出血の症例でした．時期を異にした出血で，アミロイドアンギオパチーによる出血と考えた症例も存在しました．

2症例を簡単に紹介します．症例5は88歳，右利きの女性です．この方の卒中歴は，はっきりしませんでした．ある朝の食事中，食卓の茶碗がみえなくなった，なんとなく物がみえにくいと訴えました．食卓においてある食事の全体がつかめない様子で，箸をうまく持っていくこともできなかったようです．同日，入院しました．急性期のCT（図5-A）と MRI T_2*強調画像（図5-B）を

❖ Bálint症候群を呈した両側の頭頂葉を含む再発性皮質下出血 ①

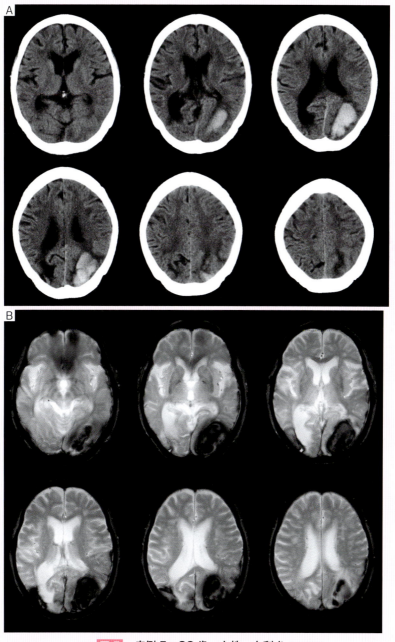

図5 症例5：88歳，女性，右利き．
初診時のCT（A）とMRI T_2^*強調画像（B）で，左の後頭頂葉領域に皮質下出血を認める．同時に，右頭頂葉から後頭葉にかけての陳旧性の皮質下出血を認める．

Chapter11. 両側性の脳出血と高次脳機能障害

呈示しております．左の後頭頭頂葉領域に皮質下出血を認めました．なお，右頭頂葉から後頭葉にかけての陳旧性の皮質下出血を認めています．たまたま4年半前にCTを撮影しており，同じ陳旧性出血性病巣を認めていますが，この出血による神経症候には気づいていないようです．

神経学的検査では視覚性運動失調や精神性注視麻痺，視覚性注意障害を認めBálint症候群と診断しました．下水平性半盲や読み書き障害も認めました．Bálint症候群には多少の改善は認めますが，日常生活に不自由は残していました．

高齢であること，皮質下出血を繰り返していること，出血が大脳半球から皮質下白質へと進展する表在性の血腫であることなどから，今回の皮質下出血はアミロイドアンギオパチーによるものと考えています．

症例6は69歳，右利きの男性です．7年以上前になりますが，右の側頭頭頂葉皮質下出血の診断を受けています．左半側空間無視を認めましたが，徐々に改善し，日常生活には支障のない状態に復していました．ある日，物音がしたので妻がみに行くと，物がみえにくい，方向がわからなくなったと訴えました．同日入院し，左の頭頂後頭葉皮質下出血と診断され，血腫の増大を認めたため開頭血腫除去術を受けています．その後，Bálint症候群を呈しております．CTでは，初回発作（図6-A）で，右の側頭頭頂葉皮質下出血を認めました．再発時（図6-B）では左の頭頂後頭葉皮質下出血を認めています．同時に右の側頭頭頂葉に陳旧性の脳出血巣を認めています．両側の頭頂葉の障害により，Bálint症候群を呈したものと結論しました．その後，3年以上にわたって経過を観察しましたが，視覚性運動失調や視覚性注意障害，精神性注視麻痺を残しております．

頭頂葉後部を含む両側性病巣は決して稀であるとは思わないのですが，私の経験では臨床的にBálint症候群の典型例に遭遇する機会は稀と考えます．両側性の頭頂葉病巣を有する梗塞例もときどきみかけますが，Bálint症候群に遭遇したことはありません．中大脳動脈の下方グループが灌流する両側の側頭頭頂葉病巣のみでは不十分なので

しょうか．後頭葉にも病巣の拡がりが必要なのでしょうか．あるいは，病巣が広範になれば，Bálint症候群は観察できなくなるのでしょうか．両側の頭頂葉を中心に側頭葉や後頭葉外側部に拡がるような広範な梗塞例では，もはやBálint症候群を正しく評価することができないからでしょうか．

4　アミロイドアンギオパチー

アミロイドβ蛋白はアルツハイマー型認知症にみられる老人斑の主成分のひとつであり，このアミロイドβ蛋白が脳の皮質や髄膜の動脈壁に沈着する病態がアミロイドアンギオパチー（cerebral amyloid angiopathy 脳アミロイド血管症）です．加齢により無症候性に沈着することもありますが，血管の損傷が高度となると皮質下出血を生じてくることで臨床的にその存在が疑われてきます．アミロイドアンギオパチーで脳血管へ沈着するアミロイド蛋白はアミロイドβ蛋白のみではありませんが，高齢者やアルツハイマー型認知症で認められるアミロイドアンギオパチーの多くは孤発型のアミロイドβ蛋白に沈着によるアミロイドアンギオパチーと思います．

アミロイドの沈着は大脳皮質や髄膜の血管に生じますので，皮質下出血（脳葉型出血）を呈してきます．小脳出血をみることも知られていますが，大脳基底核部の出血（被殻出血）や視床出血，橋出血は稀と思われます．大脳半球の出血部位についての報告もみますが，臨床例での確定診断に困難が多いこともあり，特定の脳葉に好発する，あるいは，特定の脳葉には少ない，というような印象はありません．

高齢者で皮質下出血をきたした場合は本症の存在を考慮します．高血圧を認めなければ，その可能性が高くなると思います．しかし，高血圧はありふれた病態ですから，本症の患者にも高血圧が存在することも多いと思います．高血圧を指摘されていなければ，本症の可能性が高くなるということでしょう．換言すると，高血圧があれば高血圧性脳出血であるとも，なかなか決めつけられないということでしょう．皮質下出血の再発を繰り

136

11-4 アミロイドアンギオパチー

❖ Bálint 症候群を呈した両側の頭頂葉を含む再発性皮質下出血 ②

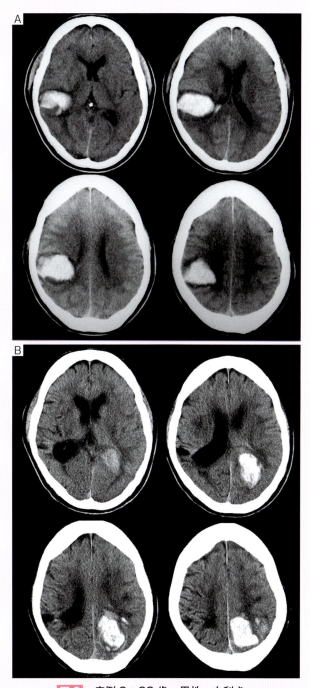

図6 症例6：69歳，男性，右利き．
初回発作時のCT（A）では右の側頭頭頂葉皮質下出血を認めた．再発時のCT（B）では左の頭頂後頭葉皮質下出血を認めている．同時に右の側頭頭頂葉には陳旧性の脳出血巣を認めた．両側性の頭頂葉を含む皮質下出血によりBálint症候群を呈した．

返すのであれば，本症の可能性はより高くなることと思います．

確定診断には，手術標本や剖検による組織診断が必要となりますから，なかなか臨床症候について概要を述べることには限界がありますが，通常，皮質下出血を呈してきますので，脳出血の症状と血腫部位の神経脱落症候をきたすことになります．一般的な脳出血の症候や皮質下出血の症候については，すでに述べてきましたので割愛したいと思いますが，髄膜刺激症状について多少触れておく必要がありそうです．本症の血管病変は髄膜にも好発しますので，高率にくも膜下出血をきたしてきます．したがって，他の原因による皮質下出血と比較して髄膜刺激症状が目立ってくることがあります．出血を繰り返すと，くも膜下腔や髄膜へのヘモジデリンの沈着を生じることも報告されています（superficial siderosis）[10]．アミロイドアンギオパチーによる皮質性くも膜下出血（cortical subarachnoid hemorrhage）により，けいれんを呈した症例の報告をみました[11]．本症は脳実質内の出血のみではなく，皮質性くも膜下出血を生じることも知られています[12]．アミロイドβ蛋白が脳血管に沈着すると，脳梗塞を生じてくることも予想されますし，出血により周囲に小出血を生じ種々の一過性の神経脱落症候を生じてくることが知られています．

アミロイドアンギオパチーでは，常に認知症のことを考慮しておく必要があると思います．皮質下出血を繰り返しながら血管性認知症性の様相を呈することもあるかもしれないし，アルツハイマー型認知症そのものにおいてもアミロイドアンギオパチーが高率に認められることから，皮質下出血を生じなくとも認知症の症状を呈することもあるかと思われます．アミロイドの沈着した脳血管に多発性の小出血や小梗塞を生じ，二次的な知的機能低下を生じる可能性もあります．認知症がどのような機序で出現してきたのかを，臨床的に明らかにすることが困難な場合も，多々存在するものと考えられますが，本症の臨床経過を観察するにあたっては，常に認知症の存在を考慮しておきたいと思っています．

現在のところ，脳血管に沈着したアミロイドそのものを画像でとらえることは困難と思います．高齢者の皮質下出血の患者では，常に本症の可能性を考慮しながら，CT や MRI 所見を検討することになります．本症は，通常，皮質下出血を呈します．高血圧性脳出血の好発部位である大脳基底核部や視床，脳橋の出血は稀です．小脳では，高血圧性脳出血とともに，本症による出血をみることがあるといわれています．

皮質下出血の原因疾患は多彩です．その原因の検索が必要になりますが，本症では，脳表近くの血管に破綻を生じますので，通常，大脳半球から皮質下白質へと進展する表在性の血腫の形成が多いと思います．脳表近くの出血ですのでくも膜下腔へ穿破している所見が高率です[13]．もちろん，高血圧性の皮質下出血でもくも膜下腔へと穿破することはありますが，二次性のくも膜下出血を伴う疾患としては，高齢者ではアミロイドアンギオパチーが，より高率であるといえそうです．本症は再発が多いことも特徴です．新鮮な脳出血とともに，陳旧性の出血を認めることも多いようです．

しばしば，大脳皮質部に小梗塞も認められます．多発性のことも多いようです．なお，深部白質にも病巣をみることがありますが，そもそも本症は高齢者の疾患ですので，本症に由来する所見か否かの判断には困難も多いと思います．脳の萎縮性変化についても同様のことです．

アミロイドアンギオパチーでは皮質下出血を繰り返すことがあります．なにも大脳の対称部位にばかり生じるというわけではありませんが，両側の脳の対称部位に出現した場合は稀な神経心理学的症候を呈してくることがあるということでしょう．Bálint 症候群を呈したと考えられる症例は図5で紹介しました．また，両側の前頭葉に皮質下出血をきたし，前頭葉症状が目立った症例は，Chapter 9 の「皮質下出血と高次脳機能障害Ⅱ—前頭葉症候群—」の図7で紹介してきました．

● 文 献 ●

1) Biffi A, Anderson CD, Batty TWK, et al.：Association between blood pressure control and risk of recurrent

intracerebral hemorrhage. JAMA **314**：904-912, 2015

2）平野正治：「所謂」皮質聾について．精神神経学 **75**：94-138, 1973

3）大森晶子，田川皓一，竹之山利夫，他：大脳性難聴に対する読話訓練の試み．失語症研究 **14**：180-186, 1994

4）Taniwaki T, Tagawa K, Sato F, et al.：Auditory agnosia restricted to environmental sounds following cortical deafness and generalized auditory agnosia. Clin Neurol Neurosurg **102**：156-162, 2000

5）Fujii T, Fukatsu R, Watabe S, et al.：Auditory sound agnosia without aphasia following a right temporal lobe lesion. Cortex **26**：263-268, 1990

6）Rosati G, De Bastiani P, Paolino E, et al.：Clinical and audiological findings in a case of auditory agnosia. J Neurol **227**：21-27, 1982

7）Motomura N, Yamadori A, Mori E, et al.：Auditory agnosia；Analysis of a case with bilateral subcortical lesions. Brain **109**：379-391, 1986

8）平山和美，菊池大一，遠藤佳子：視覚性運動失調．Clini-cal Neuroscience **31**：506-508, 2013

9）平山和美，森　悦朗：頭頂葉症候のベッドサイド診断．Clinical Neuroscience **27**：380-385, 2009

10）Linn J, Halpin A, Demaerel P, et al.：Prevalence of superficial siderosis in patients with cerebral amyloid angiopathy. Neurology **74**：1346-1350, 2010

11）足立智英，星野晴彦：左上肢の一過性脱力を呈した前頭葉皮質性くも膜下出血．田川皓一，橋本洋一郎，稲富雄一郎 編：脳卒中症候学　症例編．西村書店，東京，pp312-314, 2016

12）Katoh M, Yoshino M, Asaoka K, et al.：A restricted subarachniod hemorrhage in the cortical sulcus in cerebral amyloid angiopathy；could it be a warning sign? Surgical Neurol **68**：457-460, 2007

13）Yamada M, Itoh Y, Otomo E, et al.：Subarachnoid haemorrhage in the elderly；a necropsy study of the association with cerebral amyloid angiopathy. J Neurol neurosurg Psychiatry **56**：543-547, 1993

Index

和文

あ

アテローム血栓性脳梗塞 ······················ 35
アミロイドアンギオパチー ············ 11, 110, 136

い

意識障害 ·································· 16, 51
意欲欠如・饒舌症候群 ······················ 57

う

ウェルニッケ失語 ···················· 19, 35, 112
運動性失語
　　→ "ブローカ失語"
運動麻痺 ································· 100

か

片麻痺の否認 ····························· 56
感覚性失語
　　→ "ウェルニッケ失語"
環境音失認 ······························ 130

き

記憶障害 ································· 22
偽性球麻痺 ······························ 125
境界域梗塞 ······························ 37
橋出血 ·································· 30
強制把握 ································· 100

け

強制模索 ································· 100
血管性認知症 ····························· 17
健忘性失語 ······························ 19

こ

高血圧性脳出血 ···························· 10
交叉性失語 ······························ 15
高次脳機能障害 ···························· 14
後頭葉 ·································· 118
後頭葉症候群 ····························· 119
後頭葉皮質下出血 ······················ 111, 118

さ

再発性脳出血 ····························· 125

し

視覚性運動失調 ························· 21, 81
視覚性失認 ··························· 20, 119
視床梗塞 ································· 44
視床出血 ·························· 30, 44, 58
視床性失語 ··························· 19, 45
失計算 ······························ 90, 102
失行症 ······························ 21, 94
失語症 ················ 18, 51, 60, 85, 102, 112
失書 ··································· 102
失読失書 ··························· 20, 113
失認症 ·································· 20

Index

失名詞失語 ·· 19
視野障害 ··· 119
出血性梗塞 ·· 26
純粋健忘 ······················ 22, 61, 91, 117, 126
純粋語唖 ·· 19
純粋語聾 ··· 130
純粋失書 ······································ 20, 87
純粋失読 ····································· 20, 119
小脳出血 ·· 30
触覚性失認 ···································· 21, 91
神経心理学 ·· 14
身体失認 ···································· 21, 56, 94

せ

線条体失語 ···································· 19, 44
前頭前野
　→"前頭連合野"
前頭葉 ·· 99
前頭葉機能障害 ···································· 22
前頭葉症候群 ······································ 99
前頭葉症状 ······································ 107
前頭葉性 Gerstmann 症候群 ······················ 106
前頭葉性無視 ···································· 107
前頭葉皮質下出血 ·································· 99
前頭連合野 ·· 22

そ

相貌失認 ··· 122
側頭葉 ··· 111
側頭葉症候群 ····································· 112
側頭葉皮質下出血 ································· 111
続発性脳出血 ······································ 10

た

大脳優位性 ·· 15
多弁症 ·· 57

ち

知覚転移症 ·· 57
地誌的障害 ···································· 21, 84
注意障害 ·· 17
聴覚性失認 ·························· 21, 115, 127, 128
超皮質性運動性失語 ··························· 19, 102
超皮質性感覚性失語 ······························ 19
超皮質性失語 ······································ 19

て

伝導性失語 ···································· 19, 85

と

頭頂葉 ·· 78
頭頂葉症候群 ·································· 76, 78
頭頂葉皮質下出血 ······························ 76, 78

に

二次性脳出血 ······································ 10

の

脳アミロイド血管症
　→"アミロイドアンギオパチー"
脳血管障害の分類 ·································· 10
脳血管造影 ·· 28
脳出血再発率 ····································· 125
脳出血の臨床診断 ·································· 24
脳循環代謝障害 ···································· 28
脳塞栓症 ·· 35
脳卒中データバンク ······················ 12, 25, 76
脳ヘルニア ·· 51

は

半側空間無視 ·························· 20, 56, 64, 78

Index

ひ

被殻出血 …………………………… 29, 40, 50
久山町研究 …………………………… 12
皮質下出血 ………………………… 32, 46, 76
皮質下性失語 ……………………… 19, 44, 45
皮質聾 ………………………………… 127
尾状核出血 ………………………… 31, 67
病態失認 …………………………… 21, 56
病的把握現象 ……………………… 100

ふ

物体失認 ……………………………… 122
ブローカ失語 …………………… 18, 35, 43, 52
分水嶺梗塞
　　→ "境界域梗塞"

ま

街並失認 …………………………… 21, 117

み

道順障害 …………………………… 21, 84

よ

読み書き障害 ………………………… 20

り

両側性脳出血 ………………………… 125

欧文

A

alloesthesia ………………………………… 57

B

Bálint 症候群 ……………………… 21, 134

C

CT …………………………………………… 26

G

Gerstmann 症候群 ………………… 21, 94

H

hyperlalia ………………………………… 57

M

MRI ………………………………………… 26

P

PET ………………………………………… 40

R

retrosplenial amnesia ………………… 91

S

SPECT …………………………………… 40

おわりに

　Modern Physician（モダンフィジシャン）の 37 巻 4 号から，38 巻 3 号まで 12 回にわたり掲載した「脳出血と高次脳機能障害」を単行本化いたしました．

　高次脳機能障害を論じるときには，その障害を引き起こした基礎疾患を理解しておくことが重要であるとの思いで，常に脳出血を意識しながら，ときには脳梗塞と対比しながら論を進めてきました．脳出血における高次脳機能障害の発現機序を論じた本書が，日常臨床の場で少しでもお役に立てることができれば幸いです．

　本書では多くの施設の貴重な症例を使用させていただいております．長尾病院や脳神経センター大田記念病院，国立療養所福岡東病院（現　福岡東医療センター），秋田県立脳血管センター，長崎北病院，原土井病院，蜂須賀病院，早良病院などで経験した多くの症例を紹介させていただきました．また，多くの施設から症例を紹介していただきました．ご協力に感謝いたします．

2018 年夏

田川皓一

■ 著者紹介 ■

田川　皓一（たがわ　こういち）

1970 年　九州大学医学部卒業
九州大学第 2 内科，秋田県立脳血管研究センター，国立循環器病センター（現 国立循環器病研究センター），国立療養所福岡東病院（現 福岡東医療センター）などを経て，現在，医療法人 順和 長尾病院 高次脳機能センターに所属。
日本神経学会や日本高次脳機能障害学会，日本神経心理学会，日本脳卒中学会，日本老年医学会などの役員を務めた。

《主な編著書》
「脳卒中の神経症候学」「神経心理学評価ハンドブック」「脳卒中症候学」「脳卒中症候学症例編」など（以上，西村書店）
「脳血管障害と神経心理学」「画像からみた脳梗塞と神経心理学」など（以上，医学書院）
「神経心理学を理解するための 10 章」（新興医学出版社）

《監訳書》
「"Uncommon" 脳卒中学」「神経心理学の局在診断と画像診断」「臨床神経心理学ハンドブック」など（以上，西村書店）

©2019　　　　　　　　　　　　　　　　　　　第 1 版発行　2019 年 1 月 7 日

脳出血と高次脳機能障害　　（定価はカバーに表示してあります）

検　印	著　者　　　　田 川 皓 一
省　略	発行者　　　　林　　峰 子

発行所　　　　株式会社 新興医学出版社
〒 113-0033　東京都文京区本郷 6 丁目 26 番 8 号
電話　03（3816）2853　　FAX　03（3816）2895

印刷　三報社印刷株式会社　　　　ISBN 978-4-88002-780-7　　　　郵便振替　00120-8-191625

- ・本書の複製権・翻訳権・上映権・譲渡権・公衆送信権（送信可能化権を含む）は株式会社新興医学出版社が保有します。
- ・本書を無断で複製する行為（コピー，スキャン，デジタルデータ化など）は，著作権法上での限られた例外（「私的使用のための複製」など）を除き禁じられています。研究活動，診療を含み業務上使用する目的で上記の行為を行うことは大学，病院，企業などにおける内部的な利用であっても，私的使用には該当せず，違法です。また，私的使用のためであっても，代行業者等の第三者に依頼して上記の行為を行うことは違法となります。
- ・JCOPY 〈出版者著作権管理機構 委託出版物〉
  本書の無断複写は著作権法上での例外を除き禁じられています。複写される場合は，そのつど事前に，出版者著作権管理機構（電話 03-3513-6969，FAX03-3513-6979，e-mail：info@jcopy.or.jp）の許諾を得てください。